後腹膜肉腫
診療ガイドライン

監修 日本サルコーマ治療研究学会，日本癌治療学会

協力 日本整形外科学会，日本泌尿器科学会，日本臨床腫瘍学会，
日本病理学会，日本医学放射線学会，日本婦人科腫瘍学会

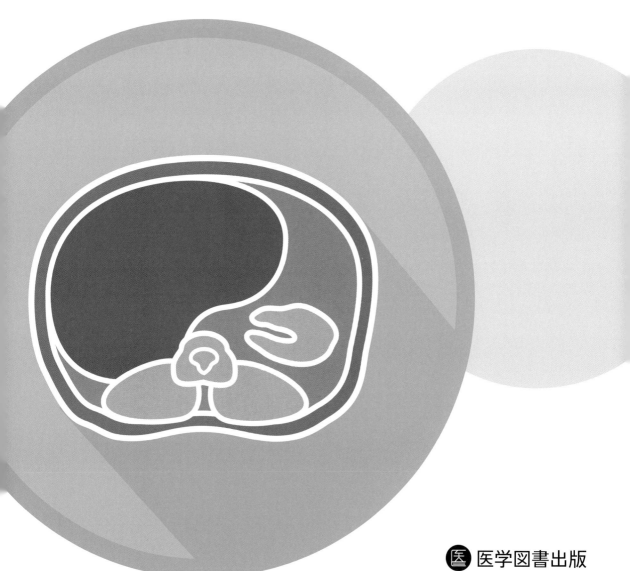

医 医学図書出版

目　次

Introduction

重要臨床課題 1 「後腹膜腫瘍の診断」

重要臨床課題 2 「初発後腹膜肉腫の治療」

重要臨床課題 3 「再発・切除不能後腹膜肉腫の治療」

資料

（Ⅰ）作成組織・作成経過

1. 作成組織

1）作成主体

監修	日本サルコーマ治療研究学会
	日本癌治療学会
協力	日本整形外科学会
	日本泌尿器科学会
	日本臨床腫瘍学会
	日本病理学会
	日本医学放射線学会
	日本婦人科腫瘍学会
編集	後腹膜肉腫診療ガイドライン作成組織

2）診療ガイドライン統括委員

委員長	川井　　章	国立がん研究センター中央病院	骨軟部腫瘍医
統括委員	秋山　　達	自治医科大学附属さいたま医療センター	骨軟部腫瘍医
	荒井　保明	国立がん研究センター中央病院	放射線科医
	安藤　正志	愛知県がんセンター	腫瘍内科医
	小田　義直	九州大学	病理医
	加藤　友康	国立がん研究センター中央病院	婦人科医
	小寺　泰弘	名古屋大学	消化器外科医
	西山　博之	筑波大学	泌尿器科医
作成方法論担当委員	吉田　雅博	国際医療福祉大学	方法論専門家
	岩田慎太郎	国立がん研究センター中央病院	方法論専門家

3）診療ガイドライン作成委員

阿江　啓介	がん研究会有明病院	骨軟部腫瘍医
片桐　浩久	静岡がんセンター	骨軟部腫瘍医
国定　俊之	岡山大学	骨軟部腫瘍医
篠原　信雄	北海道大学	泌尿器科医
曽根　美雪	国立がん研究センター中央病院	放射線科医
竹原　和宏	四国がんセンター	婦人科医
中村　　哲	北播磨総合医療センター	消化器外科医
野々村祝夫	大阪大学	泌尿器科医
久岡　正典	産業医科大学	病理医
本多　和典	愛知県がんセンター	腫瘍内科医
松本　隆児	北海道大学	泌尿器科医
横山　幸浩	名古屋大学	消化器外科医

4）診療ガイドラインシステマティックレビュー委員

井垣　　浩	国立がん研究センター中央病院	放射線科医
石井　健太	豊橋市民病院	消化器外科医
伊藤　千尋	国立がん研究センター中央病院	放射線科医
岩田慎太郎	国立がん研究センター中央病院	骨軟部腫瘍医
宇野　雅哉	国立がん研究センター中央病院	婦人科医
遠藤　　誠	九州大学	骨軟部腫瘍医
小林　英介	国立がん研究センター中央病院	骨軟部腫瘍医
小林　　寛	東京大学	骨軟部腫瘍医
駒井　好信	がん研究会有明病院	泌尿器科医
込山　元清	国立がん研究センター中央病院	泌尿器科医
坂井　美佳	四国がんセンター	婦人科医
茂田　浩平	慶應義塾大学	消化器外科医
白石　和寛	名古屋医療センター	腫瘍内科医
杉山　圭司	名古屋医療センター	腫瘍内科医
瀧口　豪介	神戸大学	消化器外科医
竹中　　聡	大阪国際がんセンター	骨軟部腫瘍医
筑紫　　聡	愛知県がんセンター	骨軟部腫瘍医
藤本　直浩	産業医科大学	泌尿器科医
前嶋　愛子	国立がん研究センター中央病院	腫瘍内科医
松山　篤二	産業医科大学	病理医
山下　享子	がん研究会有明病院	病理医

5）診療ガイドライン作成事務局

岩田慎太郎	国立がん研究センター中央病院	骨軟部腫瘍医

2．作成経過

1）作成方針

【本診療ガイドラインの目的】

　本診療ガイドラインの目的は，これまでに得られているエビデンスに基づく後腹膜肉腫の診断と治療の概要を示すことで，後腹膜肉腫患者の以下のアウトカムを改善することである。

- ・正診率の向上
- ・生存率（全生存率および無病生存率）の向上
- ・有害事象発生率の低下
- ・治療後機能の改善
- ・医療コストの低減
- ・QOL の改善

【本診療ガイドラインの対象集団】

　本診療ガイドラインの対象は成人に発症した初発および再発・切除不能後腹膜肉腫患者である。本診療ガイドラインでは後腹膜発生の良性腫瘍および小児後腹膜肉腫は対象としない。また婦人科領域の肉腫（子宮平滑筋肉腫など）およびGIST（消化管間質腫瘍）は，それぞれ対応する診療ガイドラインが存在するため，本診療ガイドラインでは対象としない。

　本診療ガイドラインがカバーする診療は病理診断，画像診断，外科的治療，薬物療法，放射線療法，フォローアップ方法とし，代替療法については言及しない。

【本診療ガイドラインの利用者】

　想定される本診療ガイドラインの利用者は，後腹膜肉腫の診療にかかわる医療従事者（各診療科における専門医と一般診療医）および後腹膜肉腫患者とその関係者である。

　また本診療ガイドラインの利用法としては，後腹膜肉腫の診療における臨床判断や治療方針決定のための参考資料として利用されることを想定している。

2）使用上の注意

　後腹膜肉腫は典型的な希少がんの一つである。その診療は，十分な知識と経験を有する集学的診療チーム（multidisciplinary team：MDT）によって行われるべきであり，このガイドラインに則った治療といえども，本診療ガイドライン作成チームは，決して非専門医による安易な診療を推奨するものではない。後腹膜肉腫の可能性が疑われるときには専門医へのコンサルトを行うことが強く推奨される。

　また，本診療ガイドラインはあくまでも，現在までに得られているエビデンスとその吟味に基づく診療の「推奨」であり，すべての患者に当てはめられるものでも，また強制されるものでもないことに留意する必要がある。本診療ガイドラインの利用者は，本診療ガイドラインにおける推奨は診療行為の選択肢を示す一つの参考資料であると理解した上で，実際の診療においては個々の状況判断を加味し，患者と協働して最良の診療を選択する裁量が認められるべきである。

表1　COI 開示サマリー

COI 開示サマリー	
個人的 COI	組織的 COI
経済的 COI ・特定の企業／団体から本人，家族への経済的利益の提供 ・研究費取得の利益 ・機器，人材，研究環境の提供，他	経済的 COI ・特定の企業／団体から学会・研究会などへの経済的支援 ・学会・研究会の経済的発展，他
（COI）	（COI）
（上記への対応方針）	（上記への対応方針）
経済的 COI 以外の COI ・研究活動 ・個人の専門性・選好 ・昇進・キャリア形成 ・師弟関係などの人間関係，他	経済的 COI 以外の COI ・学会・研究会などが推奨する専門性 ・学会・研究会などの学問的発展 ・利害関係のある他組織との競争関係，他
（COI）	（COI）
（上記への対応方針）	（上記への対応方針）

3）利益相反

　COI 管理方針および管理方法については，日本医学会診療ガイドライン策定参加資格基準ガイダンス（平成 29 年 3 月発行）に基づき，統括委員会で協議した結果，COI に関しては本診療ガイドライン作成に関与する委員長・統括委員・作成委員・システマティックレビュー委員のすべての個人本人とその配偶者，1 親等親族または収入・財産的利益を共有する者が COI 開示の対象とする方針とした。それぞれの委員の COI は，個人的 COI および組織的 COI，また経済的 COI および経済的 COI 以外の COI について収集された（表 1）。

　また各 CQ の推奨の強さの決定に関する投票においては，投票前に COI に抵触する可能性がある場合には，自己申告制で投票に参加しないこととした。

　本診療ガイドライン作成組織を構成する委員は，後腹膜肉腫の診療に関わる学会から幅広く参加することで，意見の偏りを防いだ。

4）作成資金

　本診療ガイドラインの作成に要した資金は，すべて厚生労働科学研究費補助金「希少癌診療ガイドラインの作成を通した医療提供体制の質向上」（代表者　小寺泰弘）から支出されたものであり，その他の組織，企業からの支援は一切受けていない。また上記資金の提供者は本診療ガイドラインの推奨内容には一切影響を与えていない。

7

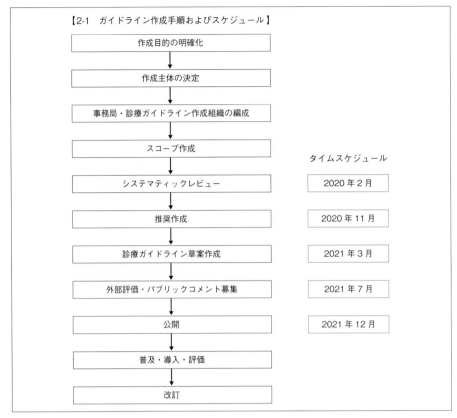

図1　作成手順

5) 作成工程

①スコープの作成

　作成手順を図1に示す。まず統括委員によって，本診療ガイドラインの作成組織および作成方針が決定された。その後スコープの作成が作成委員により行われた。

　スコープはまず疾患トピックの基本的特徴および診療アルゴリズムが作成され，これをもとに後腹膜肉腫における3つの重要臨床課題（後腹膜腫瘍の診断，初発後腹膜肉腫の治療，再発・切除不能後腹膜肉腫の治療）を設定した。さらにこれらの重要臨床課題から，13個の Clinical Question（CQ）を作成した。CQ の作成方法は『Minds 診療ガイドライン作成マニュアル 2017』を参考とし，PICO（Patient, Intervention, Comparison, Outcome）形式で記載した。それぞれの CQ に関しキーワードおよび重要となる論文を抽出し，またそれぞれのアウトカムの重要度を評価しながら，CQ 設定シートを作成した。作成委員会での議論において，2個の CQ についてはその内容から「疾患トピックの基本的特徴」に含めることとなったため，最終的に11個の CQ を掲載した。

②文献検索

　文献検索にあたっては，後腹膜肉腫に関する文献を網羅的に収集した。具体的には，巻末に示した検索式を用いて，MEDLINE, Cochrane Library, 医中誌の3つの文献

表2　エビデンスの強さ	
A（強い）	効果の推定値に強く確信がある
B（中程度）	効果の推定値に中程度の確信がある
C（弱い）	効果の推定値に対する確信は限定的である
D（非常に弱い）	効果の推定値がほとんど確信できない

表3　推奨の強さと表現	
推奨の強さ	推奨の表現
強い	推奨する
弱い	提案する，条件付きで推奨する

検索データベースより 2005 年 1 月 1 日から 2019 年 8 月 22 日までに報告された文献の検索を行い，1,352 論文が抽出された。さらに，重要と思われる 2020 年 10 月までの文献を 39 件追加した。

　一次スクリーニングでは，症例報告を除く 571 論文から，タイトルおよび抄録から各 CQ にふさわしくないものを除外し，143 論文が選択された。二次スクリーニングでは，そのうち入手可能な 142 論文のフルテキストの内容が精査され，各 CQ で採用された評価項目のいずれも評価されていない文献を除外し，最終的に 83 論文が採択され，構造化抄録が作成された。

③エビデンスの抽出と評価

　エビデンスの評価は，『Minds 診療ガイドライン作成マニュアル 2017』に準じて，GRADE アプローチの枠組みで実施された。作成方法論専門家からエビデンスの評価方法に関する講義を受講したシステマティックレビュー委員により，選択された文献がアウトカムごとに横断的に評価された。評価はバイアスリスク，非直接性，非一貫性，不精確，出版バイアスなどについて評価シートを用いて行われ，その結果を統合して「エビデンス総体」が作成された。エビデンス総体のエビデンスの強さの評価と定義は表2に従って決定した。

④推奨作成

　各 CQ に対する推奨文は，システマティックレビュー委員からのエビデンス総体の評価をもとに，ガイドライン作成委員により原案が作成された。その後ガイドライン作成委員会（全 5 回開催）による検討が行われ，益と害のバランス，患者の価値観や希望，負担，コストや資源の利用などを考慮し，作成委員全員によるレビューを行って推奨の強さが決定された。

　推奨について，特定の介入の実施／非実施が問題となっている場合は，「行うことを推奨する」もしくは「行わないことを推奨する」という表現を基本とした。推奨の強さは，「強い（推奨する）」と「弱い（提案する，条件付きで推奨する）」の 2 段階とし，委員会メンバーによる投票（GRADE grid）により決定した（表3）。条件付きで推奨する，という表現は，介入の実施／非実施が，ある特定の条件の下でのみ強く推奨される場合に用いることとした。投票者の 7 割以上の同意の集約をもって全体の意見（推奨決定）としたが，7 割以上の同意が得られなかった場合は，投票結果を示した上で十分な討論を行い，再投票を行った。また，原則としてわが国における標準的な診療を推奨することとしたが，必ずしも保険収載の有無にはこだわっていない。

⑤外部評価

　本診療ガイドラインの草案を各協力学会および患者会のウェブサイトで公開し，パブリックコメントを募集した。収集された意見を作成委員会で協議し，必要に応じ修正・加筆を行った上で，最終化を行った。なお，パブリックコメントは以下の学会および患者会に依頼した。

　　・日本整形外科学会（募集期間：2021 年 7 月 12 日〜同年 7 月 31 日）
　　・日本癌治療学会（同：2021 年 7 月 6 日〜同年 7 月 31 日）
　　・日本臨床腫瘍学会（同：2021 年 7 月 6 日〜同年 7 月 31 日）
　　・日本病理学会（同：2021 年 7 月 9 日〜同年 7 月 28 日）
　　・日本医学放射線学会（同：2021 年 7 月 19 日〜同年 7 月 31 日）
　　・日本泌尿器科学会（同：2021 年 7 月 6 日〜同年 7 月 31 日）
　　・日本婦人科腫瘍学会（同：2021 年 7 月 5 日〜同年 7 月 31 日）
　　・日本サルコーマ治療研究学会（同：2021 年 6 月 29 日〜同年 7 月 31 日）
　　・肉腫の会たんぽぽ（同：2021 年 7 月 5 日〜同年 7 月 31 日）

⑥改訂

　本診療ガイドラインは，日本サルコーマ治療研究学会および日本癌治療学会を中心組織として 3 〜 5 年を目処に改訂を行う。ただし，治療方針に重大な影響を及ぼす新たな知見が報告された場合には，上記各学会での検討のうえ速報を出すなどの対応を行う。

⑦普及・活用のための工夫

　後腹膜肉腫診療は複数の診療科が関与して行われるが，診療科間のコミュニケーション不足や各学会の指針の相違などにより，標準治療の統一が進んでこなかった経緯がある。これは本診療ガイドラインの普及への阻害要因となる可能性がある。一方で，過去のアンケート（日本サルコーマ治療研究学会ガイドライン委員会アンケート，2021）でも示されているように，本診療ガイドラインは現場の医師からの要望としては非常に高い。本診療ガイドライン公表後は，活用を想定されている場で適切に活用されるように，継続的に活動を行っていく。具体的には，ガイドラインのウェブ公開や関連学会への配布，各関連学会への周知活動，一般向けガイドライン解説の作成などを予定する。さらには，本診療ガイドラインの医療現場への導入や推奨の遵守状況を客観的に評価するため，Quality Indicator などの手法を用いたガイドラインの有効性評価を計画している。

（Ⅱ）疾患トピックの基本的特徴

臨床的特徴

　本診療ガイドラインにおける後腹膜肉腫とは，後腹膜腔内の臓器以外の組織より発生した肉腫と定義する。ここで言う後腹膜腔とは，前方は腹膜および腸間膜，後方は腸筋，腰方形筋，腸骨筋などの後腹壁，内側は傍脊柱筋および下大静脈と大動脈，外側は腹横筋，頭側は横隔膜，尾側は腸腰筋および骨盤骨で囲まれた領域である。

　後腹膜肉腫の組織型は，高分化型または脱分化型の脂肪肉腫が最も多く，次いで平滑筋肉腫の順であり，稀に未分化多型肉腫，悪性末梢神経鞘腫瘍，ユーイング肉腫などがある。欧米における多施設共同観察研究における 1,000 例を超えるデータからは，脱分化型脂肪肉腫 37%，高分化型脂肪肉腫 26%，平滑筋肉腫 19% と，この 3 つの組織型が大半を占め，以下孤立性線維性腫瘍 6%，悪性末梢神経鞘腫瘍 3%，未分化多形肉腫 2% と続く[1]。一方で，小児に発生する後腹膜肉腫としては，胎児型横紋筋肉腫が最も多く，その他ユーイング肉腫／未熟神経外胚葉腫瘍（PNET），胞巣型横紋筋肉腫，線維肉腫，未分化肉腫が多い[2~4]。

　後腹膜肉腫の組織学的悪性度は，腫瘍の分化度，壊死の程度，核分裂数を基に分類される FNCLCC grading system が標準となっている[5]。これは 3 段階の分類法であるが，Grade Ⅰ は低悪性度（low-grade），Grade Ⅱ と Ⅲ は高悪性度（high-grade）に区分され，後腹膜肉腫におけるそれらの割合はほぼ 1：2 である[1, 6]。組織型および組織学的悪性度は，後腹膜肉腫の予後（局所再発率，無病生存率，全生存率）に影響を与えることが知られている[7]。

疫学的特徴

　後腹膜肉腫の発生頻度は 10 万人あたり年間 0.5 ～ 1 人とされる[8]。その発生率は，米国の SEER database による検討では，1970 年代と 1990 年でほぼ不変である[9]。性別では，男性での発症率は日本と海外で変わらず 56% であった[6, 10]。また発症年齢の中央値は，58 ～ 60 歳との報告がある[1, 6, 10]。

　後腹膜肉腫の予後は，四肢発生肉腫よりも不良であり，根治的手術施行例の 5 年全生存率は，50 ～ 66% と報告されている[9, 11~13]。死亡原因は遠隔転移よりも局所再発によるものが多いとされる[14]。

診療の全体的な流れ

　後腹膜肉腫の診療方針は，多診療科にわたる診療経験の豊富な医師によるカンファレンスを経て決定されるべきである[15]。

【臨床症状】

　初発症状として，腹部腫瘤，腹部もしくは背部の重い痛み，腹満感，下血，体重減少，低栄養，息切れ，衰弱などがあげられる。

　本邦においては，無症状のまま検診などで指摘されることが多い[10]。

【画像検査】

　腹部および骨盤造影 CT は，腫瘍の進展や組織型を類推し，生検や手術のプランを立てるのに有用である。また胸部 CT は staging のために必要とされる。

　MRI は，ヨード造影剤アレルギーのため造影 CT が実施できない患者や，腫瘍と脊椎や神経，筋肉などとの関係を詳細に検討したい場合には有用な検査である。

　組織型により適切な検査方法が異なる場合がある（神経原性腫瘍では MRI，脱分化型脂肪肉腫では PET-CT など）。

【病理診断】

　腫瘍の組織型の判定や悪性度の評価を行い，治療方針の決定や予後の推定に役立てるため，治療開始前に生検を行うことが望ましい（針生検による腫瘍播種のリスクは小さい[16]）。ただし，画像検査所見などから高分化型脂肪肉腫が強く疑われる場合や，生検手技に伴う侵襲・リスクが高いと判断される場合には行わない方針も考慮される。また，検体の採取量や性状などによっては生検による病理診断が困難な場合もある。生検方法は後側方からの画像支援下針生検が推奨される[17]。同方法による針生検の実施が困難な場合には，経腹膜的針生検や開腹・腹腔鏡的生検が試みられることもあり，さらには腫瘍が小さく十分に切除可能な場合には切除生検が行われることもある。

　生検路（biopsy tract）を切除すべきかどうかについては，現時点で定まった見解はない。

　切除縁の正確な評価は困難な場合が多く，その方法も統一されていない。

【治療】

手術

　手術は後腹膜肉腫に対し最も重要な治療法である。

　初発腫瘍の場合，切除は「肉眼的腫瘍残存なし」を得ることに努力すべきである。全切除縁に関して顕微鏡的切除断端陰性（R0 切除）を得ることはしばしば困難であるが，周辺臓器を含め肉眼的に腫瘍が露出することなく切除を行うことが，良好な術後局所コントロールのために重要である[11, 12, 18]。

　実際の切除範囲は，接する臓器や腫瘍の位置などを勘案し，機能温存と根治的切除のバランスをよく検討して決定されるべきである。

　高分化型脂肪肉腫は，画像的にも肉眼的にも正常脂肪との判別がしばしば困難であるため，存在する後腹膜脂肪の可及的切除が望ましい。

　完全切除不能例に対する意図的不完全切除（減量手術）は腫瘍により衰弱している患者の症状を緩和する可能性がある。しかしこれはあくまで緩和的治療として行うものであり，その適応は慎重に判断すべきである。

化学療法

　後腹膜肉腫に対する化学療法の有効性については，現時点で定まった見解はない。

　周術期化学療法としては，滑膜肉腫や粘液型脂肪肉腫などの化学療法感受性腫瘍，あるいは下大静脈発生平滑筋肉腫やサイズの大きな脱分化型脂肪肉腫などの遠隔転移のリスクが高い腫瘍に対しては，化学療法を検討する余地はある[19]。

　化学療法レジメンに関しては，四肢・体幹発生高リスク軟部肉腫における標準治療とみなされる anthracycline を含む化学療法が推奨される[20～22]。

放射線治療

　後腹膜肉腫に対する放射線療法の有効性については，これまでの複数の後方視的研究において，術前放射線治療の局所制御に関する有効性を示したものが散見される程度であり[23～27]，現時点で定まった見解はないと言える。

　また放射線化学療法の有効性についてもいまだ明らかにはなっていない。

その他

　対症療法や緩和療法に関しての十分なエビデンスはない。

参考文献

1）Gronchi A, Strauss DC, Miceli R, et al：Variability in patterns of recurrence after resection of primary retroperitoneal sarcoma（RPS）：A report on 1007 patients from the multi-institutional collaborative RPS working group. Ann Surg 263：1002-1009, 2016

2）Pham TH, Iqbal CW, Zarroug AE, et al：Retroperitoneal sarcomas in children：outcomes from an institution. J Pediatr Surg 42：829-833, 2007

3）Raney RB, Stoner JA, Walterhouse DO, et al：Results of treatment of fifty-six patients with localized retroperitoneal and pelvic rhabdomyosarcoma：A report from The Intergroup Rhabdomyosarcoma Study-IV, 1991–1997. Pediatr Blood Cancer 42：618-625, 2004

4）Crist WM, Raney AB, Tefft M, et al：Soft tissue sarcomas arising in the retroperitoneal space in children a report from the intergroup rhabdomyosarcoma study（IRS）committee. Cancer 56：2125-2132, 1985

5）Coindre JM, Terrier P, Guillou L, et al：Predictive value of grade for metastasis development in the main histologic types of adult soft tissue sarcomas：A study of 1240 patients from the French Federation of Cancer Centers sarcoma group. Cancer 91：1914-1926, 2001

6）Tan MCB, Brennan MF, Kuk D, et al：Histology-based classification predicts pattern of recurrence and improves risk stratification in primary retroperitoneal sarcoma. Ann Surg 263：593-600, 2016

7）Amer KM, Congiusta DV, Thomson JE, et al：Epidemiology and survival of liposarcoma and its subtypes：A dual database analysis. J Clin Orthop Trauma 11：S479-484, 2020

8）Gatta G, Capocaccia R, Botta L, et al：Burden and centralised treatment in Europe of rare tumours：results of RARECAREnet—a population-based study. Lancet Oncol 18：1022-1039, 2017

9）Porter GA, Baxter NN, Pisters PWT：Retroperitoneal sarcoma：A population-based analysis of epidemiology, surgery, and radiotherapy. Cancer 106：1610-1616, 2006

10）Fujimoto N, Kubo T, Hisaoka M, et al：Demographics, management and treatment outcomes of benign and malignant retroperitoneal tumors in Japan. Int J Urol 25：61-67, 2018

11）Bonvalot S, Rivoire M, Castaing M, et al：Primary retroperitoneal sarcomas：A multivariate analysis of surgical factors associated with local control. J Clin Oncol 27：31-37, 2009

12）Gronchi A, Vollo SL, Fiore M, et al：Aggressive surgical policies in a retrospectively reviewed single-institution case series of retroperitoneal soft tissue sarcoma patients. J Clin Oncol 27：24-30, 2009

13）Strauss DC, Hayas AJ, Thway K, et al：Surgical management of primary retroperitoneal sarcoma. Br J Surg 97：698-706, 2010

14）Linehan DC, Lewis JJ, Leung D, et al：Influence of biologic factors and anatomic site in completely resected liposarcoma. J Clin Oncol 18 : 1637-1643, 2000

15) Heudel PE, Cousin P, Lurkin A, et al : Territorial inequalities in management and conformity to clinical guidelines for sarcoma patients : An exhaustive population-based cohort analysis in the Rhône-Alpes region. Int J Clin Oncol 19 : 744-752, 2014

16) Chrisinger JSA, Al-Zaid T, Emily Z, et al : The degree of sclerosis is associated with prognosis in well-differentiated liposarcoma of the retroperitoneum. J Surg Oncol 120 : 382-388, 2019

17) Lahat G, Madewell JE, Anaya DA, et al : Computed tomography scan-driven selection of treatment for retroperitoneal liposarcoma histologic subtypes. Cancer 115 : 1081-1090, 2009

18) Gronchi A, Miceli R, Colombo C, et al : Frontline extended surgery is associated with improved survival in retroperitoneal low- to intermediate-grade soft tissue sarcomas. Ann Oncol 23 : 1067-1073, 2012

19) Canter RJ, Qin LX, Maki RG, et al : A synovial sarcoma-specific preoperative nomogram supports a survival benefit to ifosfamide-based chemotherapy and improves risk stratification for patients. Clin Cancer Res 14 : 8191-8197, 2008

20) Tanaka K, Mizusawa J, Fukuda H, et al : Perioperative chemotherapy with ifosfamide and doxorubicin for high-grade soft tissue sarcomas in the extremities (JCOG0304). Jpn J Clin Oncol 45 : 555-561, 2015

21) Woll PJ, Reichardt P, Cesne AL, et al : Adjuvant chemotherapy with doxorubicin, ifosfamide, and lenograstim for resected soft-tissue sarcoma (EORTC 62931) : a multicentre randomised controlled trial. Lancet Oncol 13 : 1045-1054, 2012

22) Gronchi A, Ferrari S, Quagliuolo V, et al : Histotype-tailored neoadjuvant chemotherapy versus standard chemotherapy in patients with high-risk soft-tissue sarcomas (ISG-STS 1001) : an international, open-label, randomised, controlled, phase 3, multicentre trial. Lancet Oncol 18 : 812-822, 2017

23) Nussbaum DP, Speicher PJ, Gulack BC, et al : Long-term oncologic outcomes after neoadjuvant radiation therapy for retroperitoneal sarcomas. Ann Surg 262 : 163-170, 2015

24) Kelly KJ, Yoon SS, Kuk D, et al : Comparison of perioperative radiation therapy and surgery versus surgery alone in 204 patients with primary retroperitoneal sarcoma : A retrospective 2-institution study. Ann Surg 262 : 156-162, 2015

25) Ecker BL, Peters MG, McMillan MT, et al : Preoperative radiotherapy in the management of retroperitoneal liposarcoma. Br J Surg 103 : 1839-1846, 2016

26) Chouliaras K, Senehi R, Ethun CG, et al : Role of radiation therapy for retroperitoneal sarcomas : An eight-institution study from the US Sarcoma Collaborative. J Surg Oncol 120 : 1227-1234, 2019

27) Haas RLM, Bonvalot S, Miceli R, et al : Radiotherapy for retroperitoneal liposarcoma : A report from the Transatlantic Retroperitoneal Sarcoma Working Group. Cancer 125 : 1290-1300, 2019

（Ⅲ）診療アルゴリズム

後腹膜肉腫診断のアルゴリズム（診断）

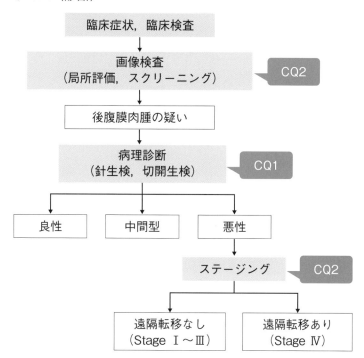

後腹膜肉腫治療のアルゴリズム（初発・限局性腫瘍）

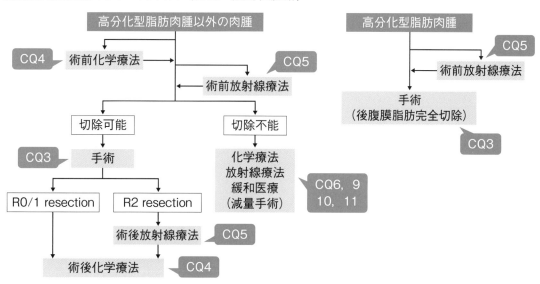

後腹膜肉腫治療のアルゴリズム（転移性・再発性腫瘍）

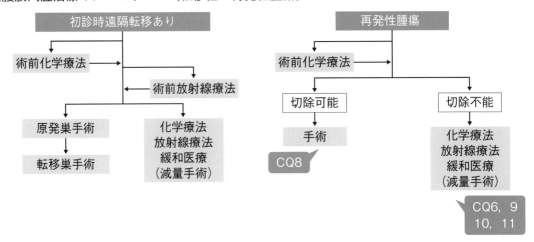

重要臨床課題 1
「後腹膜腫瘍の診断」

CQ1 後腹膜腫瘍の診断において，生検の実施は推奨されるか？
→ 後腹膜腫瘍の診断において，生検を行うことを条件付きで推奨する。

CQ2 後腹膜腫瘍の診断において，MRI や PET/CT の実施は推奨されるか？
→ 後腹膜腫瘍の診断において，MRI や PET/CT を行うことを提案する。

後腹膜腫瘍の診断において，生検の実施は推奨されるか？

推奨文

後腹膜腫瘍の診断において，生検を行うことを条件付きで推奨する。
（合意率：100%（13/13））

エビデンスの強さ（A, B, C, D）

■ **C**：効果の推定値に対する確信は限定的である

推奨の強さ（1, 2）

■ **2**：弱い（実施すること／しないこと　を提案する）

解説文

　稀な疾患である後腹膜腫瘍は良性のものから悪性のものまで多岐にわたり，組織型も多彩である。それらの適切な治療および患者管理のためには正確な診断がまず求められる。腫瘍に対する今日の診療において生検に基づく病理診断は，放射線画像診断とならび標準的な手順となっているが，後腹膜という特殊な解剖学的部位を対象とすることから，その他の部位における腫瘍生検のアプローチの仕方や正診率，有害事象などの付随する内容がそのまま後腹膜腫瘍の生検においても適用できるという根拠はないため，この点を改めて検証する必要があると考えられる。したがって「後腹膜腫瘍の診断において，生検の実施は推奨されるか？」を検討すべき CQ として設定し，1）正診率の向上，2）医療コストの増大，3）診断に要する時間の延長，4）有害事象の発生，を評価すべきアウトカムと位置づけて，システマティックレビューによる解析を行った。なお，正診率の向上は，患者がより適切な治療を受けられることにつながり，最終的には生存率の向上に帰結すると考えられる。

　上記の 4 つのアウトカムについて文献データベースを用いた検索を行ったが，2）と 3）については今回適当な文献が抽出されず，エビデンスの有無を検討できなかった。1）正診率の向上については，横断研究の論文 1 編[1] および症例集積研究論文 3 編[2~4] を抽出でき，前者[1] では術前針生検の高い正診率（98%）が示されていた。また，4）有害事象の発生に関しては，横断研究の論文 2 編[1, 5] と症例集積研究論文 3 編[3, 4, 6] を抽出でき，それらでは針生検に伴う合併症には微量の出血や腹水貯留，腹痛などの軽微なものが少数例において認められたと記載されており，生検時における腫瘍の再発も極めて低い頻度（2%）であることが示されていたが，いずれの研究においても対照群が設けられていない上に，観察対象の腫瘍の種類や例数な

どにバイアスもあるためエビデンスは弱いものとみなされ，生検の実施を強く推奨し
うる要因は認められないと判断される。さらに，生検に伴う身体への侵襲や経済的負
担などのために生検を望まない患者が存在することも考えられる。また，穿刺吸引細
胞診で得られた腫瘍検体を診断に用いることも考慮されるが，術前診断を確実に実施
できる手技は現在生検をおいて他にないことから，患者の生存率の向上に寄与すると
考えられる高い正診率も考慮して，後腹膜腫瘍の診断において生検を行うことを提案
する。

参考文献

1）Wilkinson MJ, Martin JL, Khan AA, et al：Percutaneous core needle biopsy in retroperitone-
al sarcomas does not influence local recurrence or overall survival. Ann Surg Oncol 22：853-
858, 2015

2）Ikoma N, Torres KE, Somaiah N, et al：Accuracy of preoperative percutaneous biopsy for
the diagnosis of retroperitoneal liposarcoma subtypes. Ann Surg Oncol 22：1068-1072, 2015

3）Hwang SY, Warrier S, Thompson S, et al：Safety and accuracy of core biopsy in retroperito-
neal sarcomas. Asia Pac J Clin Oncol 12：e174-178, 2016

4）Alford S, Choong P, Chander S, et al：Value of PET scan in patients with retroperitoneal
sarcoma treated with preoperative radiotherapy. Eur J Surg Oncol 38：176-180, 2012

5）Van Houdt WJ, Schrijver AM, Cohen-Hallaleh RB, et al：Needle tract seeding following core
biopsies in retroperitoneal sarcoma. Eur J Surg Oncol 43：1740-1745, 2017

6）Berger-Richardson D, Burtenshaw SM, Ibrahim AM, et al：Early and Late Complications of
Percutaneous Core Needle Biopsy of Retroperitoneal Tumors at Two Tertiary Sarcoma Cen-
ters. Ann Surg Oncol 26：4692-4698, 2019

推奨文

後腹膜腫瘍の診断において，MRI や PET/CT を行うことを提案する。
（合意率：90%（9/10））

エビデンスの強さ（A，B，C，D）
■ **C**：効果の推定値に対する確信は限定的である

推奨の強さ（1，2）
■ **2**：弱い（実施すること／しないこと　を提案する）

解説文

　悪性腫瘍の日常診療では病状の評価や治療方針の決定に画像診断が用いられている。その中で後腹膜肉腫診療の画像診断で現在標準に行われているのは造影 CT 検査である。一方，MRI はその高いコントラスト分解能により骨盤部病変や神経孔浸潤の診断などに有用であり，また FDG-PET/CT は糖代謝を画像化し腫瘍の良悪性や腫瘍の悪性度の評価，さらに空間分解能の高い CT と組み合わせることで再発，転移の早期診断に寄与すると想定される。後腹膜腫瘍はその発生部位の特性より診断について画像検査に負うところが大きい。今回，良悪性の診断率の向上に CT と比較して MRI，PET/CT が有用か，遠隔転移診断率の向上に役立つかについて検討を行った。

　良悪性の診断率の向上については，MRI は高いコントラスト分解能から後腹膜脂肪肉腫の形状，マージン，内部成分などを鋭敏に反映するため，脂肪肉腫の亜型診断に役立つとの複数の報告がある[1~4]。今回検証できた症例集積研究論文 4 件は後腹膜に発生した脂肪肉腫に関する論文で，脂肪肉腫のサブタイプの鑑別や高分化型脂肪肉腫の sclerosing variant や粘液性間質などの所見についての報告であり，平滑筋肉腫やその他 50 種類を超える軟部肉腫全体に MRI の有用性を外挿するにはエビデンスがないと言わざるを得ない。

　FDG-PET/CT は糖代謝を通して細胞の活動性を SUV 値で評価できる画像検査である。SUVmax 値から単純に良悪性の判定を行うことはできないが，腫瘍内部が不均一な腫瘍では FDG 集積病変を狙った経皮的針生検が良悪性の判定に寄与するとの報告[5]や，SUVmax 値が Ki-67，腫瘍細胞分裂像数および組織学的悪性度と相関があるとする報告[6]がある。

　初回治療後の経過観察や遠隔転移診断率の向上については，判断の難しい肝腫瘍と

表 1　フォローアップ時の診断率[8]

	PET（%）	造影 CT（%）
感度	66.7	58.3
特異度	100	50
陽性的中率	100	54
陰性的中率	75	55

転移の鑑別に MRI が，また神経線維腫症 I 型を背景とした MPNST のような多病巣性病変の検出に FDG-PET/CT が有用な可能性があるが，小肺転移の検出においては PET/CT よりも高精細 CT のほうが有用とする報告がある[7]。FDG-PET/CT と造影 CT との感度および特異度の比較を表 1 に示す[8]。

　CT，FDG-PET/CT では検査実施の不利益として被曝があげられる。若年患者で治療後の画像フォローアップにおける累積放射線被曝の影響を考慮する必要があると想定され，胸部は低線量 CT で，腹部と骨盤部については MR で評価することを考慮してもよいかもしれないとの提案がなされているが[9]，実際の被曝の影響を検証した報告は今回の検索では見つけられなかった。

参考文献

1）Song T, Shen J, Liang BL, et al：Retroperitoneal liposarcoma：MR characteristics and pathological correlative analysis. Abdom Imaging 32：668-674, 2007

2）Bestic JM, Kransdorf MK, White LM, et al：Sclerosing Variant of Well-Differentiated Liposarcoma：Relative Prevalence and Spectrum of CT and MRI Features. Am J Roentgenol 201：154-161, 2013

3）Hong SH, Kim KA, Woo OH, et al：Dedifferentiated liposarcoma of retroperitoneum：spectrum of imaging findings in 15 patients. Clin Imaging 34：203-210, 2010

4）Morag Y, Yablon C, Brigido MK, et al：Imaging appearance of well-differentiated liposarcomas with myxoid stroma. Skeletal Radiol 47：1371-1382, 2018

5）Alford S, Choong P, Chander S, et al：Value of PET scan in patients with retroperitoneal sarcoma treated with preoperative radiotherapy. Eur J Surg Oncol 38：176-180, 2012

6）Liu DN, Li ZW, Wang HY, et al：Use of 18F-FDG-PET/CT for Retroperitoneal/Intra-Abdominal Soft Tissue Sarcomas. Contrast Media Mol Imaging 2018：2601281, 2018

7）Iagaru A, Chawla S, Menendez L, et al：18F-FDG PET and PET/CT for detection of pulmonary metastases from musculoskeletal sarcomas. Nucl Med Commun 27：795-802, 2006

8）Niccoli-Asabella A, Altini C, Notaristefano A, et al：A retrospective study comparing contrast-enhanced computed tomography with 18F-FDG-PET/CT in the early follow-up of patients with retroperitoneal sarcomas. Nucl Med Commun 34：32-39, 2013

9）Messiou C, Morosi C：Imaging in retroperitoneal soft tissue sarcoma. J Surg Oncol 117：25-32, 2018

重要臨床課題 2
「初発後腹膜肉腫の治療」

CQ3 後腹膜肉腫において，R0 切除の実施は推奨されるか？

→ 後腹膜肉腫において，R0 切除を行うことを条件付きで推奨する。

CQ4 初発後腹膜肉腫において，補助化学療法の実施は推奨されるか？

→ 初発後腹膜肉腫に対する補助化学療法について，現時点では明確な推奨を提示できない。

CQ5 初発後腹膜肉腫において，補助放射線療法の実施は推奨されるか？

→ i) 初発後腹膜肉腫全般において，補助放射線療法の実施に関しては現時点では明確な推奨を提示できない。

 ii) 初発脂肪肉腫においては，補助放射線療法を行うことを提案する。

CQ6 初発後腹膜肉腫において，粒子線療法の実施は推奨されるか？

→ 初発後腹膜肉腫において，切除困難例に対し重粒子線治療を行うことを提案する。

CQ7 後腹膜肉腫において，high volume center での治療は推奨されるか？

→ 後腹膜肉腫において，high volume center での治療を行うことを提案する。

推奨文

後腹膜肉腫において，R0 切除を行うことを条件付きで推奨する。

（合意率：69%（9/13））

エビデンスの強さ（A，B，C，D）

■ B：効果の推定値に中程度の確信がある

推奨の強さ（1，2）

■ 2：弱い（実施すること／しないこと　を提案する）

解説文

後腹膜肉腫手術において R0 切除を行う意義

　一般的に後腹膜に発生する肉腫は四肢に発生する肉腫よりも予後が不良である。その理由には，後腹膜肉腫が発生部位の解剖学的特性のため発見が遅れること，腫瘍が後腹膜臓器，腸間膜，腹部血管などの重要器官に隣接していることが多いために十分な切除縁を確保した切除が困難であること，などがあげられる。

　後腹膜肉腫手術における R0 切除の意義について，とくに全生存率および無再発生存率への影響を重視しシステマティックレビューを行った。全生存率においては 10 編，無再発生存率においては 9 編（重複あり）の報告が抽出され，これらについてメタアナリシスを行った。その結果，全生存率ではリスク比 0.68（95％信頼区間：0.61-0.76）（図 1）[1~10]，無再発生存率ではリスク比 0.59（95％信頼区間：0.48-0.71）（図 2）[1, 2, 4~7, 9~11] と，いずれにおいても，R0 切除を行っている症例が R1 あるいは R2 切除に比べて予後が良好である結果が示された。したがって後腹膜肉腫の初回手術時には，周囲の隣接臓器も含めて可能な限り広範切除を行うことが推奨されている[12, 13]。しかしながら，いずれの報告も後方視的解析であること，解析対象が脂肪肉腫，平滑筋肉腫などの異なる組織型を含んでいること，術前や術後に放射線療法や化学療法などの補助療法を行った症例が不規則に含まれていることなどの問題点があり，結果の解釈には注意を要する。

　Bonvalot らはフランスの多施設で切除を行った後腹膜脂肪肉腫 382 例につき検討し（うち 106 例が高分化型脂肪肉腫），隣接臓器を含めて腫瘍を en bloc に切除する，いわゆる "compartmental complete resection" を行うことの意義を検討した[5]。その結果，compartmental complete resection を行った患者では 3 年以内の再発率が 10％で，単純切除を行ったグループの 47％に比べて有意に低かったと報告している。

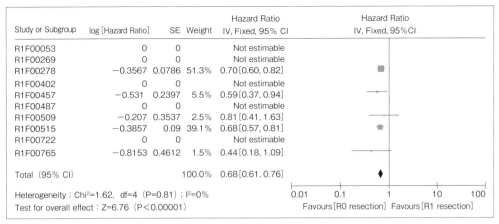

図1　後腹膜肉腫切除例における切除断端病理所見の影響 R0 vs. R1 全生存率

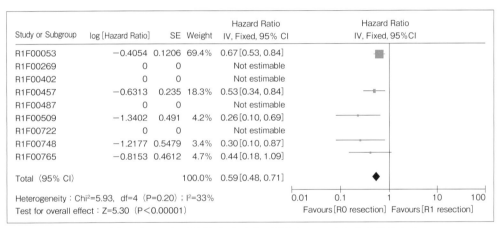

図2　後腹膜肉腫切除例における切除断端病理所見の影響 R0 vs. R1 無再発生存率

しかし，全生存率については両群で差がみられなかった（62％ vs 67％）。その理由の一つには，たとえ compartmental complete resection を行っても切除断端が高率に陽性であったことがあげられている。一方で Memorial Sloan Kettering の Tan ら[1]は，compartmental complete resection ではなく，surgical margin 陰性を目指したoncological resection を一貫して行っており，その 675 例の経験について検討している。その結果，5 年生存率は 69％で，compartmental complete resection と同等の予後であったと報告している。したがって，後腹膜肉腫に対してどの程度までの広範切除を行うべきなのかについては，いまだ一定の見解が得られていない。もう一つの問題は，後腹膜肉腫，とくに脂肪肉腫に関しては，画像的に腫瘍と同定される部分と実際の腫瘍の広がりに乖離があるということである。高分化型脂肪肉腫の場合は，画像上あるいは肉眼上腫瘍の辺縁と思われる部分を術中に確認しつつ十分に切除縁を確保して切除を行ったつもりでも，実際の病理診断では高分化型脂肪肉腫成分が広範囲に断端陽性となっていることがある。さらに高分化型脂肪肉腫の場合は肉眼的にも正常の脂肪組織と区別することが難しい場合がある。したがってどこまで広範囲に切除す

れば良いのかを判断することが極めて難しい。また巨大な高分化型脂肪肉腫では，切離面すべてを病理検索できているわけではないので，診断を行う病理医の立場からすると，切離断端が陰性であると断言することは難しい。したがって脂肪肉腫に関しては，腫瘍切離断端病理所見と予後の関係を論じる場合には注意が必要である。また，後腹膜脂肪肉腫の切除で高分化型成分での断端陽性の意義について論じた論文は存在しないため，今後の検討課題と思われる。

　以上より，後腹膜肉腫においてはR0切除を目指したoncological resectionを行うことを提案する。臓器合併切除については，術後合併症や機能障害発生の可能性に配慮し，過不足のない手術を行うことが望まれる。

　なお，本CQでは推奨決定の投票にて合意の基準を満たさなかったが，議論をし尽くしたことにより，「実施することを提案（条件付きで推奨）する」に決定することとした。

参考文献

1) Tan MCB, Brennan MF, Kuk D, et al：Histology-based Classification Predicts Pattern of Recurrence and Improves Risk Stratification in Primary Retroperitoneal Sarcoma. Ann Surg 263：593-600, 2016

2) Pierie JP, Betensky RA, Choudry U, et al：Outcomes in a series of 103 retroperitoneal sarcomas. Eur J Surg Oncol 32：1235-1241, 2006

3) Stahl JM, Corso CD, Park HS, et al：The effect of microscopic margin status on survival in adult retroperitoneal soft tissue sarcomas. Eur J Surg Oncol 43：168-174, 2017

4) Paryani NN, Zlotecki RA, Swanson EL, et al：Multimodality local therapy for retroperitoneal sarcoma. Int J Radiat Oncol Biol Phys 82：1128-1134, 2012

5) Bonvalot S, Rivoire M, Castaing M, et al：Primary retroperitoneal sarcomas：a multivariate analysis of surgical factors associated with local control. J Clin Oncol 27：31-37, 2009

6) Erzen D, Sencar M, Novak J：Retroperitoneal sarcoma：25 years of experience with aggressive surgical treatment at the Institute of Oncology, Ljubljana. Surg Oncol 91：1-9, 2005

7) Abdelfatah E, Guzzetta AA, Nagarajan N, et al：Long-term outcomes in treatment of retroperitoneal sarcomas：A 15 year single-institution evaluation of prognostic features. J Surg Oncol 114：56-64, 2016

8) Maurice MJ, Yih JM, Ammori JB, et al：Predictors of surgical quality for retroperitoneal sarcoma：Volume matters. J Surg Oncol 116：766-774, 2017

9) Cho SY, Moon KC, Cheong MS, et al：Significance of microscopic margin status in completely resected retroperitoneal sarcoma. J Urol 186：59-65, 2011

10) Papoulas M, Weiser R, Rosen G, et al：Visceral Fat Content Correlates with Retroperitoneal Soft Tissue Sarcoma（STS）Local Recurrence and Survival. World J Surg 39：1895-1901, 2015

11) Avancès C, Mottet N, Mahatmat A, et al：Prognostic factors for first recurrence in patients with retroperitoneal sarcoma. Urol Oncol 24：94-96, 2006

12) Bonvalot S, Miceli R, Berselli M, et al：Aggressive surgery in retroperitoneal soft tissue sarcoma carried out at high-volume centers is safe and is associated with improved local control. Ann Surg Oncol 17：1507-1514, 2010

13) Gronchi A, Miceli R, Shurell E, et al：Outcome prediction in primary resected retroperitoneal soft tissue sarcoma：histology-specific overall survival and disease-free survival nomograms built on major sarcoma center data sets. J Clin Oncol 31：1649-1655, 2013

CQ4 初発後腹膜肉腫において，補助化学療法の実施は推奨されるか？

推奨文

初発後腹膜肉腫に対する補助化学療法について，現時点では明確な推奨を提示できない。

（合意率：83%（10/12））

エビデンスの強さ（A，B，C，D）

■ **D**：効果の推定値がほとんど確信できない

推奨の強さ（1，2）

■ 現時点では明確な推奨を提示できない

解説文

　軟部肉腫に対する補助化学療法の意義は，後腹膜原発のものを含めていまだ確立されたものはない。軟部肉腫全体として複数の無作為化比較試験が行われたが，その結果は一貫していない。2008年に報告されたメタアナリシスではドキソルビシン・イホスファミド併用療法群のコントロール群に対する生存期間のオッズ比が0.56（95%信頼区間0.36-0.85；P=0.01）で補助化学療法群の有用性を示す結果であった[1]。しかし，2014年の2つの大きな第Ⅲ相試験のプール解析では，補助化学療法群で無再発生存期間はハザード比0.74（95%信頼区間0.60-0.92；P=0.0056）と有意に良好だったものの，生存期間の延長は認められなかった[2]。なお，後者の試験には約10%の割合で原発巣が"central"の症例が含まれており，後腹膜肉腫が一定数含まれていると推測される。

　今回，後腹膜肉腫の補助化学療法についてシステマティックレビューを行い，最終的に2論文[3, 4]がスクリーニングされた。全生存期間を最も重要なアウトカムとして評価した。両論文とも後方視的な検討であり，前向きの臨床試験の報告は認められなかった。一つの論文[3]は，米国からのデータベースを用いて8,653例の後腹膜腫瘍切除の患者を検討した報告であり，1,525例（17.6%）が周術期に化学療法をうけていた。傾向スコアによるマッチングの結果でも，化学療法あり群での生存期間中央値は化学療法なし群と比較し有意に不良であった（40ヵ月対52ヵ月；P=0.002）。多変量解析の結果でも，化学療法あり群でのハザード比1.17（95%信頼区間1.04-1.31；P=0.009）と有意に不良であった。もう一つの論文[4]は単施設の183例の連続症例の報告である。83例が後腹膜原発であった。術前化学療法群では化学療法なし群と比較しハザード

比 4.6（P＝0.002），術後化学療法群ではハザード比 3.0（P＝0.01）といずれも有意に不良であった。なお，有害事象に関する報告はなかった。

　両論文とも傾向スコアによるマッチングや多変量解析の手法で他の予後因子（組織型，組織の分化度・グレード，手術マージンなど）で調整しているにもかかわらず，化学療法群でむしろ予後不良な結果であった。これらは単純に化学療法を行うことが予後を悪化させると解釈することも可能ではあるが，後方視的な検討であることから調整しきれない予後不良因子の影響と考えるほうが自然である。つまり，臨床医が臨床的に予後不良と判断した症例に化学療法が行われることが多いため，化学療法群には自然と予後不良の症例が多く集まり，結果として予後不良に見えていると解釈することができる。とは言え，化学療法の有効性は全く示されておらず，術前・術後を含めて化学療法を推奨する根拠はないのが現状である。現在，EORTC で後腹膜肉腫を対象に術前化学療法＋手術 vs 手術単独を比較した STRASS2 試験が進行中であり，その結果が待たれるところである。

　以上より，後腹膜肉腫において，補助化学療法の実施について，現時点では明確な推奨を提示できないと判断した。

参考文献

1) Pervaiz N, Colterjohn N, Farrokhyar F, et al：A systematic meta-analysis of randomized controlled trials of adjuvant chemotherapy for localized resectable soft-tissue sarcoma. Cancer 113：573-581, 2008
2) Cesne AL, Ouali M, Leahy MG, et al：Doxorubicin-based adjuvant chemotherapy in soft tissue sarcoma：pooled analysis of two STBSG-EORTC phase Ⅲ clinical trials. Ann Oncol 25：2425-2432, 2014
3) Miura JT, Charlson J, Gamblin TC, et al：Impact of chemotherapy on survival in surgically resected retroperitoneal sarcoma. Eur J Surg Oncol 41：1386-1392, 2015
4) Singer S, Corson JM, Demetri GD, et al：Prognostic factors predictive of survival for truncal and retroperitoneal soft-tissue sarcoma. Ann Surg 221：185-195, 1995

CQ5　初発後腹膜肉腫において，補助放射線療法の実施は推奨されるか？

推奨文

i) 初発後腹膜肉腫全般において，補助放射線療法の実施に関しては現時点では明確な推奨を提示できない。

（合意率：70%（7/10））

ii) 初発脂肪肉腫においては，補助放射線療法を行うことを提案する。

（合意率：80%（8/10））

エビデンスの強さ（A，B，C，D）

■　D：効果の推定値がほとんど確信できない

推奨の強さ（1，2）

■　2：弱い（実施することを<u>提案</u>する）

解説文

　肉腫の手術治療においては，適切な切除縁の確保が必要である。しかし後腹膜に発生した場合は重要臓器が近接しているため適切な切除縁の確保がしばしば困難であり，四肢発生に比べて再発率が高い。そのため補助療法としての放射線治療が行われることが少なくない。そこで，本 CQ では，後腹膜肉腫に対する補助放射線療法の実施について検討した。補助放射線療法を施行するかどうかの臨床判断において検討すべきアウトカムとして，「全生存率の改善」が最も重要であるが，局所再発により消化管通過障害や腹部膨満感などの苦痛が発生する可能性があることを考慮すると，「局所再発率の低下」も同程度に重要と想定された。また，治療法の選択において「有害事象の発生」も重要な要素と考えられ，これら 3 つのアウトカムについて文献検索を施行し，採用 25 文献についてシステマティックレビューを行った。その結果ランダム化比較試験はみられず，術前補助放射線療法施行群と対照群を比較した少数の観察研究（「全生存率の改善」2 件 [1, 2]，「局所再発率の低下」1 件 [2]，「有害事象の発生」1 件 [3]）により，エビデンス総体が作成された。

　「全生存率の改善」は，死亡率を指標としてメタアナリシスを行った結果，補助放射線療法施行群で 36.3%（1,064/2,935），対照群で 42.2%（1,582/3,753），リスク差 −0.07（95％信頼区間 −0.09- −0.04）であり，補助放射線療法施行群で死亡率が低い傾向にあった。「局所再発率の低下」についても，補助放射線療法群は 25.0%（44/176），対照群は 41.1%（177/431），リスク差 −0.16（95％信頼区間 −0.24- −0.08）であり，補

助放射線療法群で再発率が低い傾向にあった。「有害事象の発生」は，30日死亡率において補助放射線療法群2.8%（4/144），対照群2.8%（2/72），リスク差0で差はみられなかった。また，いずれのアウトカムにおいても，脂肪肉腫の割合が多かった。エビデンスの強さは，すべてのアウトカムで各種のバイアスリスクが高く，「非常に弱い（D）」となり，益と害の効果の差を明確にする確実性の高いエビデンスは認めなかった。なお，患者の価値観や好みを検討した論文はなく，実際の患者の意向はばらつきがあると推測される。利益とコスト，資源の関連についての検討はみられなかったが，本邦では補助放射線治療は保険適応となる。

　システマティックレビュー終了後に，現時点では唯一の多施設共同ランダム化比較試験であるEORTC-62092（STRASS）試験の結果が論文公表されたため，検討に加えた[4]。後腹膜肉腫の術前補助放射線療法施行後手術群と手術単独群の比較（N＝266，1：1割付）において，主要エンドポイントである腹部無再発生存（abdominal recurrence-free survival：ARFS）期間（観察期間中央値43.1ヵ月）は，術前補助放射線療法施行後手術群の中央値4.5年（95%信頼区間3.9-not estimable），手術単独群5年（95%信頼区間3.4-not estimable），ハザード比1.01（95%信頼区間0.71-1.44；P＝0.95）で有意差はみられず，術前補助放射線療法は後腹膜腫瘍の標準的治療とされるべきではないと結論された。サブグループ解析では，登録患者数の74%を占める脂肪肉腫において，術前補助放射線療法施行後手術群の3年ARFS割合は71.6%（95%信頼区間61.3-79.6%）と，手術単独群の60.4%（95%信頼区間49.8-69.5%）と比べて高かった（ハザード比0.64，95%信頼区間0.40-1.01）。重篤な有害事象は術前補助放射線療法後手術群で24%（30/133），手術単独群で10%（13/133）にみられ，術前補助放射線療法後手術群において死亡が1例（胃胸腔瘻）認められた。

　以上より，エビデンスの強さは非常に弱いものの，STRASS試験からは術前放射線療法の腹部無再発生存に対する手術への上乗せ効果は否定された。しかし，本CQで最も重要なアウトカムに設定した全生存についての確定的なデータはないこと，手術手技など臨床状況が日本とは異なる欧州で行われた試験であることから，後腹膜肉腫全般について補助放射線療法についての推奨を決定するエビデンスは乏しいと考えられ，委員会での検討，投票により合意率70%（7/10）で「現時点では明確な推奨を提示できない」とした。ただし，脂肪肉腫についてはSTRASS試験の副次的解析や過去の論文のSRにおいて一定の効果が示されており，補助放射線療法を否定する根拠となるような害はみられないため，実施することを提案することについての合意率は80%（8/10）となり，委員会の意見とした。

　今後の研究課題として，全生存への寄与，部位や腫瘍径による有効性および安全性の違い，術前放射線療法と術後放射線療法の差異などにつき，日本発の確信性の高いエビデンス構築が期待される。

参考文献

1) Nussbaum DP, Rushing CN, Lane WO, et al：Preoperative or postoperative radiotherapy versus surgery alone for retroperitoneal sarcoma：a case-control, propensity score-matched analysis of a nationwide clinical oncology database. Lancet Oncol 17：966-975, 2016

2) Haas RLM, Bonvalot S, Miceli R, et al：Radiotherapy for retroperitoneal liposarcoma：A report from the Transatlantic Retroperitoneal Sarcoma Working Group. Cancer 125：1290-1300, 2019

3) Nussbaum DP, Speicher PJ, Gulack BC, et al：The effect of neoadjuvant radiation therapy on perioperative outcomes among patients undergoing resection of retroperitoneal sarcomas. Surg Oncol 23：155-160, 2014

4) Bonvalot S, Gronchi A, Péchoux CL, et al：Preoperative radiotherapy plus surgery versus surgery alone for patients with primary retroperitoneal sarcoma（EORTC-62092：STRASS）：a multicentre, open-label, randomised, phase 3 trial. Lancet Oncol 21：1366-1377, 2020

重要臨床課題2 「初発後腹膜肉腫の治療」

推奨文

初発後腹膜肉腫において，切除困難例に対し重粒子線治療を行うことを提案する。
（合意率 75%（9/12））

エビデンスの強さ（A，B，C，D）

■ **C**：効果の推定値に対する確信は限定的である

推奨の強さ（1，2）

■ **2**：弱い（実施すること／しないこと　を提案する）

解説文

　日本では粒子線治療として，陽子線治療と炭素イオン線治療（重粒子線治療）が臨床的に用いられている。従来の放射線治療と比べ，1）より強い生物学的効果（殺細胞効果）を持ち，2）体内の特定の部位（悪性腫瘍）に線量を集中させることができる。そのため，照射野周囲の正常組織への放射線障害を減少させながら，より強力な抗腫瘍効果が期待できる。

　後腹膜肉腫の新しい治療法として，粒子線治療の有効性についてシステマティックレビューを行い，陽子線治療の3論文と重粒子線治療の1論文をスクリーニングした。すべて観察研究（症例集積）で対照のない論文であった。重粒子線治療の有効性を検討した論文[1]は，切除不能例（初回治療例と再発例）を対象として重粒子線治療単独の治療成績を報告している。陽子線治療の2論文[2,3]は，術前補助療法として，切除可能例（初回治療例と再発例）に対する陽子線治療の有効性が検討されていた。陽子線治療だけでなく，強度変調放射線治療（IMRT）および両者の併用治療が行われた症例や術中放射線治療が追加された症例もすべて含めて解析が行われた論文[2]と，治療成績について詳細な記載のない第Ⅰ相臨床試験の論文[3]であった。陽子線治療に関するもう1論文[4]では，同一の後腹膜肉腫症例の画像を利用して陽子線治療，三次元原体照射（3D-CRT），IMRTの照射野を計画し，最適な放射線治療法を比較検討していて，実際に後腹膜肉腫を陽子線で治療して成績を解析していない。重粒子線照射単独で治療した切除困難な後腹膜肉腫の2年および5年全生存率は75%，50%，2年および5年無局所再発生存率は77%，69%であった[1]。重粒子線照射単独による治療では，grade 3以上の合併症を認めなかった。

　術前陽子線治療やIMRT，術中照射後に切除術を行った症例の3年全生存率は

87％であった[2]。3年無局所再発生存率は，初回治療例90％，再発例30％であり，14％の症例で照射に関連する合併症を認めた。術前陽子線治療と切除術の第I相臨床試験では，経過観察期間中央値18ヵ月の最終観察時無病生存7例，有病生存（転移）2例で，局所再発は認めず，照射に関連するgrade 3以上の合併症を認めなかった[3]。照射野を検討した論文は，陽子線治療が他の放射線治療（3D-CRT，IMRT）に比べて腸管や腎臓への放射線障害を減少させると報告している[4]。

　以上から，1論文のみの観察研究であるが，切除困難な後腹膜肉腫に対する重粒子線治療は有効で副作用の少ない安全な治療法であることが示されており，切除困難例に対する重粒子線治療を提案する。一方，陽子線照射単独で治療成績を検討した論文はなく，3論文とも補助療法としての術前陽子線治療の有効性を解析していた。術前陽子線治療，IMRTや術中照射は比較的合併症の少ない補助療法であり，原発例では局所コントロールを改善する可能性が示唆されている。しかし，複数の放射線治療を含めた解析や第I相臨床試験の結果であるため，生存率や局所コントロールに対する術前陽子線治療の有効性については判断できない。日本の粒子線治療の保険適応は，切除非適応な後腹膜肉腫であるため，術前補助療法として陽子線治療を行うことは難しい。実臨床では，切除困難な後腹膜肉腫に対して陽子線治療が行われており，今後の治療成績の解析が期待される。また，後腹膜肉腫が腸管などと近接して粒子線照射困難な症例に対し，腸管などの放射線障害を避けるために外科的にスペーサ挿入が行われており，2019年に吸収性組織スペーサが保険収載されている。

参考文献

1）Serizawa I, Kagei K, Kamada T, et al：Carbon ion radiotherapy for unresectable retroperitoneal sarcomas. Int J Radiat Oncol Biol Phys 75：1105-1110, 2009

2）Yoon SS, Chen YL, Kirsch DG, et al：Proton-beam, intensity-modulated, and/or intraoperative electron radiation therapy combined with aggressive anterior surgical resection for retroperitoneal sarcomas. Ann Surg Oncol 17：1515-1529, 2010

3）DeLaney TF, Chen YL, Baldini EH, et al：Phase 1 trial of preoperative image guided intensity modulated proton radiation therapy with simultaneously integrated boost to the high risk margin for retroperitoneal sarcomas. Adv Radiat Oncol 2：85-93, 2017

4）Swanson EL, Indelicato DJ, Louis D, et al：Comparison of three-dimensional（3D）conformal proton radiotherapy（RT）, 3D conformal photon RT, and intensity-modulated RT for retroperitoneal and intra-abdominal sarcomas. Int J Radiat Oncol Biol Phys 83：1549-1557, 2012

重要臨床課題2「初発後腹膜肉腫の治療」

後腹膜肉腫において，high volume center での治療は推奨されるか？

推奨文

後腹膜肉腫において，high volume center での治療を行うことを提案する。
(合意率：91%（10/11））

エビデンスの強さ（A，B，C，D）

■ C：効果の推定値に対する確信は限定的である

推奨の強さ（1，2）

■ 2：弱い（実施することを提案する）

解説文

　稀な後腹膜肉腫において，high volume center での治療を行うか，否かは治療を開始する前に直面する重要な臨床的疑問である。後腹膜肉腫に対する high volume center での治療と high volume center 以外での治療の比較に関して9編の文献を抽出しシステマティックレビューを行った[1~9]。

　後腹膜肉腫治療における high volume center の定義に定まったものはなく，それぞれの報告により異なる。米国 National Cancer Database の総数 8,721 例を用いた報告では，年間手術症例数が1例増えるごとに，13例に達するまでは全死亡に対するリスクが4%ずつ低下することから，high-volume hospital を年間手術症例数13例以上に設定している[1]。フランスの肉腫治療ネットワークである NetSarc に属する NetSarc center での治療群とそれに所属しない施設での治療群の比較では，NetSarc center の26施設での年間手術症例数の中央値は23例（3~209例）で，それ以外での年間手術症例数の中央値は1例（1~2例）であったと報告している[2]。イングランド北西地域における後腹膜肉腫治療センター集約化前後の検討では，集約化前は 2.5 例／年が集約化後には 12.2 例／年と症例の増加を報告している[3]。これらより high volume center としての目安を年間手術症例数がおおむね10例以上と想定することも可能であるが，すべて，海外からの報告であり本邦とは医療保険制度やサービス，地理的条件が異なり単純に置き換えることは難しい。

　High volume center での治療が推奨されるかを検討するにあたっては「全生存率の改善」，「局所再発率の低下」，「遠隔転移発生率の低下」を正のアウトカム，「医療機関までの移動時間増加」を負のアウトカムとした。

　全生存割合に関しては抽出した文献9編中，5編で high volume center での治療で

全生存率の有意な改善がみられ，逆に high volume center 以外での治療が優位であるとする研究はなかったため，今回メタ解析は行っていないが，「high volume center での治療は high volume center 以外での治療に比較し全生存率を改善させる」とした。米国 National Cancer Database を用いた研究は6編[1, 4～8]ありその期間と症例が相当数重複しており，集積数が総数 8,721 例と最も多い文献をその代表とした。High-volume hospital では全生存割合が 74.6％で low-volume hospital の 60.9％と比較し有意に（P＜0.001）良好であったと報告している[1]。フランスの NetSarc からの総数 2,947 例の報告では，全生存割合に対する多変量解析において，腫瘍径，年齢，病理組織学的分化度とともに，「NetSarc center での手術」がオッズ比 0.496, P＜0.001 で予後を改善させる因子として抽出されている[2]。イングランド北西地域における集約化前後の検討では，総症例数 95 例の検討で5年全生存割合が 46％から 60％に改善したが有意差は認められなかったと報告している[3]。

　局所再発率に関しては，2文献ありともに high volume center での治療は再発率を低下させると報告されている。一つは NetSarc からの報告で local progression free survival に対する多変量解析で，high volume center での治療が抽出されオッズ比 0.530 で有意な差が認められている[2]。もう一つは，集約化前後の治療成績を比較した文献で，集約化後に再発率は 31.2％から 12.7％と低下する傾向にあるが有意差は認められなかった[3]。

　NetSarc からの報告で遠隔転移発生に対する多変量解析が行われているが，high volume center での治療は，遠隔転移発生低下の因子として抽出されなかった[2]。

　医療機関までの移動時間に関しては，1文献で検討され，hospital volume の段階ごとに医療機関までの距離が有意に長くなっていたと報告されている[8]。このことから high volume center での治療は移動時間が増加するが，これは米国での結果であり，本邦における医療保険制度，地理的条件，交通機関の整備状況を勘案する必要がある。

　すべての抽出された文献は後ろ向きコホート研究であり，背景因子の統一や観察期間が不十分なこともあり，バイアスリスクはあるが，全体を通じて high volume center 以外での治療が優位であるとする研究は皆無であった。一方，害に関しては医療機関へのアクセス低下と長い移動時間，それによる受療のしにくさにつながる可能性が懸念されるが，十分に有益性が勝ると考えられる。

　以上より「後腹膜肉腫において，high volume center での治療を行うことを提案する」とした。

重要臨床課題2　「初発後腹膜肉腫の治療」

参考文献

1) Villano AM, Zeymo A, Chan KS, et al：Identifying the Minimum Volume Threshold for Retroperitoneal Soft Tissue Sarcoma Resection：Merging National Data with Consensus Expert Opinion. J Am Coll Surg 230：151-160. e2, 2020

2) Bonvalot S, Gaignard E, Stoeckle E, et al：Survival Benefit of the Surgical Management of Retroperitoneal Sarcoma in a Reference Center：A Nationwide Study of the French Sarcoma

Group from the NetSarc Database. Ann Surg Oncol 26 : 2286-2293, 2019

3) Kalaiselvan R, Malik AK, Rao R, et al : Impact of centralization of services on outcomes in a rare tumour : Retroperitoneal sarcomas. Eur J Surg Oncol 45 : 249-253, 2019

4) Adam MA, Moris D, Behrens S, et al : Hospital Volume Threshold for the Treatment of Retroperitoneal Sarcoma. Anticancer Res 39 : 2007-2014, 2019

5) Maurice MJ, Yih JM, Ammori JB, et al : Predictors of surgical quality for retroperitoneal sarcoma : Volume matters. J Surg Oncol 116 : 766-774, 2017

6) Berger NG, Silva JP, Mogal H, et al : Overall survival after resection of retroperitoneal sarcoma at academic cancer centers versus community cancer centers : An analysis of the National Cancer Data Base. Surgery 163 : 318-323, 2018

7) Keung EZ, Chiang YJ, Cormier JN, et al : Treatment at low-volume hospitals is associated with reduced short-term and long-term outcomes for patients with retroperitoneal sarcoma. Cancer 124 : 4495-4503, 2018

8) Bagaria SP, Neville M, Gray RJ, et al : The Volume-Outcome Relationship in Retroperitoneal Soft Tissue Sarcoma : Evidence of Improved Short- and Long-Term Outcomes at High-Volume Institutions. Sarcoma 2018 : 3056562, 2018

9) Merchant S, Cheifetz R, Knowling M, et al : Practice referral patterns and outcomes in patients with primary retroperitoneal sarcoma in British Columbia. Am J Surg 203 : 632-638, 2012

重要臨床課題 「再発・切除不能 後腹膜肉腫の治療」3

CQ8 再発後腹膜肉腫において，外科的切除の実施は推奨されるか？

→ 再発後腹膜肉腫において，外科的切除を行うことを提案する。

CQ9 切除不能後腹膜肉腫において，減量手術の実施は推奨されるか？

→ 切除不能後腹膜肉腫に対する減量手術について，現時点では明確な推奨を提示できない。

CQ10 進行再発・転移性後腹膜肉腫において，薬物療法の実施は推奨されるか？

→ 進行再発・転移性後腹膜肉腫に対する薬物療法について，現時点では明確な推奨を提示できない。

CQ11 切除不能後腹膜肉腫において，放射線治療の実施は推奨されるか？

→ 切除不能後腹膜肉腫に対する放射線治療について，現時点では明確な推奨を提示できない。

CQ8 再発後腹膜肉腫において，外科的切除の実施は推奨されるか？

推奨文

再発後腹膜肉腫において，外科的切除を行うことを提案する。
（合意率：8/9（89%））

エビデンスの強さ（A，B，C，D）

■ **C**：効果の推定値に対する確信は限定的である

推奨の強さ（1，2）

■ **2**：弱い（実施すること／しないこと　を提案する）

解説文

　後腹膜肉腫に対する外科的切除は，可能な範囲で肉眼的に完全切除することが求められている。しかし，初回手術で完全切除を施行しても一定の確率で局所再発することが知られている。局所再発後腹膜肉腫に対しての外科的切除は，侵襲の大きさから勧めるべきか判断に迷う場面に遭遇するが，他の治療に比べ外科的切除が有効であれば外科的切除を拒否する患者は少ない。今回，再発後腹膜肉腫に対して外科的切除を施行した場合と施行しなかった場合とを比較してシステマティックレビューを行った。「全生存率の改善」，「無増悪生存率の改善」，「術後機能の増悪」をアウトカムとしたところ，最終的に全生存率の改善に関しては6論文が，無増悪生存率の改善に関しては1論文がスクリーニングされた。一方，術後機能の増悪に関する論文は認めなかった。

　「全生存率の改善」については，6論文（retrospective, case-control study）いずれにおいても外科的切除を施行した群のほうが全生存率が良好な結果が報告されている。ただし，3論文[1~3]は対象が後腹膜肉腫全般であるのに対して，1論文は脂肪肉腫と平滑筋肉腫のみ[4]，1論文は平滑筋肉腫のみ[5]を対象とした検討である。また，1論文[6]は唯一本邦からの報告であるが，対象は後腹膜肉腫以外の後腹膜腫瘍も含まれている。再発後腹膜肉腫に対する手術適応は，耐術能があり切除可能であること，他部位に播種病変がないこと[1]があげられている。また，切除可能かどうかSarcoma Tumor Boardで検証して適応を決めているという報告もある[3]。

　「無増悪生存率の改善」については1論文[4]で報告されている。対象は脂肪肉腫と平滑筋肉腫のみで，2年無増悪生存率は切除群（43.1%），非切除群（45.7%）で有意差を認めていない。

　「術後機能の増悪」については今回のシステマティックレビューでは報告が認められなかった。外科的切除症例において重篤な合併症が 8.69 ～ 17％に生じ，90 日以内の周術期死亡率が 1.33 ～ 7％であったとされているが[1, 3]，有害事象や周術期合併症，周術期死亡についてのまとまった検討は今後さらに必要と考えられる。

　これまで再発後腹膜肉腫に対する外科的切除について高いエビデンスレベルの研究報告はなく，前述した全生存率の改善についても選択バイアスが含まれていることを考慮しなくてはならない。また，外科的切除による生存期間の改善がコストや資源に見合ったものかは報告がなく不明確である。それでも，再発後腹膜肉腫に対する有効な治療法が限られていることから，手術可能と判断された症例については外科的切除を行うことを提案する。

参考文献

1) Lochan R, French JJ, ManasAnn DM. Surgery for retroperitoneal soft tissue sarcomas：aggressive re-resection of recurrent disease is possible. Ann R Coll Surg Engl 93：39-43, 2011
2) Grobmyer SR, Wilson JP, Apel B, et al：Recurrent retroperitoneal sarcoma：impact of biology and therapy on outcomes. J Am Coll Surg 210：602-608, 608-610, 2010
3) Hamilton TD, Cannell AJ, Kim M, et al：Results of Resection for Recurrent or Residual Retroperitoneal Sarcoma After Failed Primary Treatment. Ann Surg Oncol 24：211-218, 2017
4) Nathenson MJ, Barysauskas CM, Nathenson RA, et al：Surgical resection for recurrent retroperitoneal leiomyosarcoma and liposarcoma. World J Surg Oncol 16：203, 2018
5) Ikoma N, Torres KE, Lin HY, et al：Recurrence patterns of retroperitoneal leiomyosarcoma and impact of salvage surgery. J Surg Oncol 116：313-319, 2017
6) Fujimoto N, Kubo T, Hisaoka M, et al：Demographics, management and treatment outcomes of benign and malignant retroperitoneal tumors in Japan. Int J Urol 25：61-67, 2018

推奨文

切除不能後腹膜肉腫に対する減量手術について，現時点では明確な推奨を提示できない。

（合意率 82%（9/11））

エビデンスの強さ（A，B，C，D）

■ **D**：効果の推定値がほとんど確信できない

解説文

　本 CQ は断端陰性の根治的切除（complete resection，R0）を試みたが，結果的に断端陽性（R1 または R2）になった手術についてではなく，腫瘍量を減少させる目的として行った減量手術（debulking surgery）に関するものである。生存率の改善，遠隔転移率の低下，有害事象，機能あるいは症状の改善，以上の4項目をアウトカムとしてシステマティックレビューを行い最終的に8論文が選択された。いずれの論文も後方視的な観察研究（症例集積）である。

　全生存率の改善について，不完全切除術（incomplete resection）は，開腹生検のみの手術と比較して，生存期間が長いことが複数の論文で報告されている[1~3]。生存期間中央値は，Lehnert らは不完全切除術で9ヵ月，開腹生検で3ヵ月[1]，Shibata らは不完全切除術で26ヵ月，開腹生検で4ヵ月と報告している。さらに初回手術例では不完全切除術でも比較的長期の予後（生存期間中央値46ヵ月）が認められ，症例を慎重に選べば，減量手術が生存率を改善する可能性がある[3]。また，debulking surgery という用語を用いている文献はなく，palliative procedure[4]，incomplete palliative resection[5]，R2 resection[2]，incomplete resection[1,3]，partial resection[6] という用語が使用されている。これは手術計画が初めから減量手術を目的としたものか，結果として不完全切除術になってしまったのか論文間で一定ではなく，さらに切除した腫瘍量が症例や論文によって異なる可能性を示唆する。そのため生存期間中央値は26ヵ月[3]，21ヵ月[7]と比較的長期の報告もあるが，9ヵ月[1]，7ヵ月[5]，1年未満[8]と短いものもあり，論文間の差が大きい。遠隔転移率の低下について，減量手術の効果を検討した論文はなかった。

　有害事象について，減量手術に限定して詳細な結果を述べている文献はない。しかし Lehnert らは後腹膜肉腫切除手術全体の合併症率は26%で，不完全切除術あるいは開腹生検のみの手術関連死（30日以内の死亡）は17%と報告している[1]。また

Koenig らは後腹膜肉腫切除手術全体の合併症率は 28％，死亡率は 6％と報告している[5]。Doglietto らは部分切除術の死亡率 12％[6]，Yeh らは非手術的治療も含めた緩和的治療手技（palliative procedure）の合併症率 29％，死亡率 12％と報告している。とくに中下部消化管閉塞に対する手技は合併症率 60％，死亡率 17％と高く，非手術手技と比べると手術の合併症が圧倒的に多いことを指摘している[4]。Shibata らは開腹生検のみを行った場合も含めて 30 日以内死亡率 5.5％と報告している[3]。以上のように，切除術は合併症率と死亡率が高いことが推察される。

　術後機能の改善については，Shibata らは部分切除術を行った 75％に症状の改善や緩和を認めたと述べているが，効果の持続期間については言及がない[3]。Yeh らは術後 1 ヵ月で 71％の症例で症状が改善していたが，術後 100 日では 54％に低下したと報告している[4]。とくに腸管の閉塞に対する手技は成績が最も悪く，100 日後に症状の改善が持続していた症例は 23％のみであった[4]。しかし，手術以外の手技も含めて解析しているため，減量手術だけの治療効果ではない。

　後腹膜肉腫の中で最も多い組織型は脂肪肉腫である[1, 2, 4～7]。その中でも高分化型脂肪肉腫は組織学的に低悪性でありとくに緩徐な発育をする。Shibata らの症例で，不完全切除を行った群では，切除を行わず予後が短かった群に比較し低悪性度の症例が多かったことからも[3]，高分化型脂肪肉腫に対し，症状の改善のため減量手術を行う場合は一定の効果が期待できるであろう。しかし，それ以外の組織型では減量手術により生存期間が延長する可能性はあるが，重篤な合併症が高頻度に発生し，症状緩和が得られる期間は短いと考えられる。以上より，切除不能後腹膜肉腫に対する減量手術の実施は，現時点では明確な推奨を提示できないとした。

参考文献

1) Lehnert T, Cardona S, Hinz U, et al：Primary and locally recurrent retroperitoneal soft-tissue sarcoma：local control and survival. Eur J Surg Oncol 35：986-993, 2009
2) Grobmyer SR, Wilson JP, Apel B, et al：Recurrent retroperitoneal sarcoma：impact of biology and therapy on outcomes. J Am Coll Surg 210：602-608, 608-10, 2010
3) Shibata D, Lewis JJ, Leung DH, et al：Is there a role for incomplete resection in the management of retroperitoneal liposarcomas？ J Am Coll Surg 193：373-379, 2001
4) Yeh JJ, Singer S, Brennan MF, et al：Effectiveness of palliative procedures for intra-abdominal sarcomas. Ann Surg Oncol 12：1084-1089, 2005
5) Koenig AM, Reeh M, Burdelski CM, et al：Long-term results of primary and secondary resections in patients with retroperitoneal soft tissue sarcoma. Langenbecks Arch Surg 397：1251-1259, 2012
6) Doglietto GB, Tortorelli AP, Papa V, et al：Giant retroperitoneal sarcomas：a single institution experience. World J Surg 31：1047-1054, 2007
7) Klooster B, Rajeev R, Chrabaszcz S, et al：Is long-term survival possible after margin-positive resection of retroperitoneal sarcoma（RPS）？ J Surg Oncol 113：823-827, 2016
8) Neuhaus SJ, Barry P, Clark MA, et al：Surgical management of primary and recurrent retroperitoneal liposarcoma. Br J Surg 92：246-252, 2005

重要臨床課題3 「再発・切除不能後腹膜肉腫の治療」

推奨文

進行再発・転移性後腹膜肉腫に対する薬物療法について，現時点では明確な推奨を提示できない。
(合意率：70%（7/10））

エビデンスの強さ（A，B，C，D）

■ **D**：効果の推定値がほとんど確信できない

解説文

　軟部肉腫全般における再発症例に対する化学療法に関しては一定の効果があるとされている。2020 年に発刊された「軟部腫瘍診療ガイドライン 2020（改訂第 3 版)」では，切除不能進行・再発悪性軟部肉腫に対しては，一次治療としてドキソルビシン単剤の使用が推奨されている[1]。しかし，一次治療において化学療法と best supportive care を比較したランダム化試験は存在しない。Royal Marsden Hospital で実施された大規模観察研究では[2]，ドキソルビシンとドキソルビシン・イホスファミド併用療法の比較において，併用療法のほうが全生存期間が長いことが示されたが，EORTC が行った同様の比較試験では奏効率，無増悪生存期間は併用療法のほうが良好であったが，全生存期間には差が認められず，G3-4 の有害事象は併用群で有意に高率に認められた[3]。さらに，ドキソルビシン単剤と併用療法あるいは他の治療とを比較したランダム化試験に関するメタ解析では，奏効率，無増悪生存期間，全生存期間のいずれも有意差は認められなかった[4]。これらを根拠に，前述のガイドラインでは一次治療としてはドキソルビシン単剤による治療が標準治療として推奨されている。ただし，このガイドラインは主に四肢，体幹部に発生する整形外科領域の悪性軟部肉腫を対象としたものである。

　対象を進行再発・転移性後腹膜肉腫に限定すると，化学療法に関する大規模な前向き臨床試験はこれまでになく，化学療法の意義が過小評価されてしまう可能性がある。実際，今回の文献検索では比較的少数の症例を用いた観察研究のみがリストアップされ，薬物療法を推奨するだけのエビデンスレベルを有する報告がないのが現状である。とはいえ，以下に観察研究 3 報の結果を記載する。Italiano らは，高分化型脂肪肉腫あるいは脱分化型脂肪肉腫 208 例を集計し，後ろ向きに解析しており，そのうち大多数（77.5%）が後腹膜発生であった。治療レジメンはさまざまであるが，ドキソルビシンを用いたレジメンが多く，単剤による治療が 59% で行われていた。全体の奏効率は

12％で，全生存期間の中央値は 15.2 ヵ月であった [5]。一方，Livingston らの報告では，再発・転移症例に対し化学療法が行われた後腹膜発生脂肪肉腫における無増悪生存期間と全生存期間の中央値は，それぞれ 4 ヵ月，25 ヵ月であった。切除不能・転移性腫瘍に対する化学療法の observed clinical benefit rate（CR，PR，6 ヵ月以上の SD）は 38％であり，anthracycline を含むレジメンでより高い objective response rate（24％ vs 0％，$p = 0.0019$）を示していた [6]。さらに Toulmonde らは，化学療法を受けた進行期後腹膜肉腫 255 症例を集積し，一次治療による奏効率を 16％，奏効期間の中央値 5.9 ヵ月，全生存期間は 15.8 ヵ月と報告しているが，anthracycline を含むレジメンと含まないレジメンでは奏効率の差はみられなかった（17.7％ vs 10.5％，$p = 0.2$）。組織型別の奏効率は，脱分化型脂肪肉腫 13％，高分化型脂肪肉腫 11％，平滑筋肉腫 18％，未分化肉腫 4％であった [7]。これらの報告はいずれも後ろ向き解析であり，組織型もさまざまな者を含んでいる上に，化学療法レジメンもまちまちであるため，奏効率や生存期間の数字は一定しない。いずれにせよ，ドキソルビシンを中心とした化学療法により，一定の縮小効果が認められることから，進行再発・転移性後腹膜肉腫に対する一次治療としては，ドキソルビシンを中心とした薬物療法が効果的であることが期待される。

また軟部肉腫に対する二次治療においては，現在本邦では pazopanib, trabectedin, eribulin の 3 剤が進行期軟部肉腫に対する保険適用を得ている。しかしこれらの薬剤に関する主要な報告において，後腹膜発生の肉腫だけを対象とした副解析が行われているものはない [8〜10]。ただ，eribulin については，後腹膜肉腫で頻度の高い脂肪肉腫において dacarbazine と比較し有意な全生存率の改善を認めており [10]，また trabectedin も脂肪肉腫および平滑筋肉腫において dacarbazine と比較し無増悪生存率の有意な改善を認めたと報告されている。

以上より，本稿では，後腹膜肉腫に関しての十分なエビデンスがあるとは言えないので，進行再発・転移性後腹膜肉腫に対して，薬物療法を行うことの是非については十分な評価ができないと記載した。

なお，わが国においても 2019 年 6 月より，多数の遺伝子変異を一度に検出できるがん遺伝子パネル検査が保険適用となった。またがんゲノム医療を提供するがんゲノム医療中核拠点病院・拠点病院の整備が進んでいる。現在，NCC オンコパネル，FoundationOne CDx，FoundationOne Liquid CDx の 3 つの検査が承認を得ている。

また遺伝子パネル検査の結果に基づいて使用することができる薬剤のうち，肉腫に関連する可能性があるものとして，2019 年に entrectinib が，また 2021 年に larotrectinib が，それぞれ NTRK 融合遺伝子を持つ固形腫瘍に承認された。しかしながら，肉腫における NTRK 融合遺伝子陽性率は成人で 1.06％，小児で 4.7％にとどまるとの報告がある [11]。

後腹膜肉腫を対象とした場合，遺伝子パネル検査によって有効な治療が見い出される可能性は，炎症性筋線維芽細胞性腫瘍（inflammatory myofibroblastic tumor）に対する ALK 阻害薬 [12] などを除いては，現時点では低いと言わざるを得ない。

参考文献

1) 日本整形外科学会診療ガイドライン委員会／軟部腫瘍診療ガイドライン策定委員会編：軟部腫瘍診療ガイドライン2020（改訂第3版）．東京：南江堂，2020.

2) Karavasilis V, Seddon BM, Ashley S, et al：Significant clinical benefit of first-line palliative chemotherapy in advanced soft-tissue sarcoma：retrospective analysis and identification of prognostic factors in 488 patients. Cancer 112：1585-1591, 2008

3) Judson I, Verweij J, Gelderblom H, et al：Doxorubicin alone versus intensified doxorubicin plus ifosfamide for first-line treatment of advanced or metastatic soft-tissue sarcoma：a randomised controlled phase 3 trial. Lancet Oncol 15：415-423, 2014

4) Tanaka K, Kawano M, Iwasaki T, et al：A meta-analysis of randomized controlled trials that compare standard doxorubicin with other first-line chemotherapies for advanced/metastatic soft tissue sarcomas. PLoS One 14：e0210671, 2019

5) Italiano A, Toulmonde M, Cioffi A, et al：Advanced well-differentiated/dedifferentiated liposarcomas：role of chemotherapy and survival. Ann Oncol 23：1601-1607, 2012

6) Livingston JA, Bugano D, Barboet A, et al：Role of chemotherapy in dedifferentiated liposarcoma of the retroperitoneum：defining the benefit and challenges of the standard. Sci Rep 7：11836, 2017

7) Toulmonde M, Bonvalot S, Ray-Coquard I, et al：Retroperitoneal sarcomas：patterns of care in advanced stages, prognostic factors and focus on main histological subtypes：a multicenter analysis of the French Sarcoma Group. Ann Oncol 25：730-734, 2014

8) van der Graaf WT, Blay JY, Chawla SP, et al：Pazopanib for metastatic soft-tissue sarcoma（PALETTE）：a randomised, double-blind, placebo-controlled phase 3 trial. Lancet 379：1879-1886, 2012

9) Kawai A, Araki N, Sugiura H, et al：Trabectedin monotherapy after standard chemotherapy versus best supportive care in patients with advanced, translocation-related sarcoma：a randomised, open-label, phase 2 study. Lancet Oncol 16：406-416, 2015

10) Schöffski P, Chawla S, Maki RG, et al：Eribulin versus dacarbazine in previously treated patients with advanced liposarcoma or leiomyosarcoma：a randomised, open-label, multicentre, phase 3 trial. Lancet 387：1629-1637, 2016

11) Yoshino T, Pentheroudakis G, Mishima S, et al：JSCO-ESMO-ASCO-JSMO-TOS：international expert consensus recommendations for tumour-agnostic treatments in patients with solid tumours with microsatellite instability or NTRK fusions. Ann Oncol 31：861-872, 2020

12) Schöffski P, Sufliarsky J, Gelderblom H, et al：Crizotinib in patients with advanced, inoperable inflammatory myofibroblastic tumours with and without anaplastic lymphoma kinase gene alterations（European Organisation for Research and Treatment of Cancer 90101 CREATE）：a multicentre, single-drug, prospective, non-randomised phase 2 trial. Lancet Respir Med 6：431-441, 2018

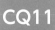

CQ11 切除不能後腹膜肉腫において，放射線治療の実施は推奨されるか？

推奨文

切除不能後腹膜肉腫に対する放射線治療について，現時点では明確な推奨を提示できない。
（合意率：91%（10/11））

エビデンスの強さ（A，B，C，D）

■ D：効果の推定値がほとんど確信できない

推奨の強さ（1，2）

■ 2：弱い（実施すること／しないこと　を提案する）

解説文

　「軟部腫瘍診療ガイドライン2020（改訂第3版）」では軟部悪性腫瘍の主たる治療方針は外科的完全切除であり，放射線治療は手術に併用した時の局所制御率向上のエビデンスにより補助療法として推奨されている。その一方で軟部腫瘍治療のアルゴリズムでは切除不能な悪性腫瘍に対する治療ストラテジーとして化学療法と放射線療法が併記されているが，その根拠については定かでなく，日常臨床で行われてきたとのみ記述されているにすぎない。四肢発生例では進行例であっても切断により治癒切除が可能なのに対し，ここでいう切除不能原発病巣に，後腹膜を含む体幹部発生腫瘍の多くが該当する。実臨床で切除不能な局所病変を持つ患者の一次治療として，放射線あるいは化学療法以外に選択できる治療手段がないため，それらの有効性を検証する目的で無治療を対照とした比較試験により直接的なエビデンスを確立することは困難である。そのため手術と併用した補助放射線療法と手術単独との比較により得られたエビデンスから示唆される抗腫瘍効果を根拠として，放射線療法が切除不能病変に適用されてきたという経緯がある。近年ではさらに高い有効性を期待して粒子線治療を適用されることが多くなってきているが，重粒子線については他稿において検討されている。

　本稿では，後腹膜発生肉腫における切除不能症例を対象に，放射線治療の実施について検討した。①生存率の改善，②局所制御率の改善，③有害事象の発生の3つのアウトカムを設定して文献を検索したが，該当する文献は2報と少なく，直接的に介入を比較したものはなかった。

　組織拡張機（tissue expander）を用いて腸管を変位後に3次元体放射線療法（3D

conformal RT）を術前に行った38例の報告[1]において，切除不能であった11例で予後の記載があった。それらの生存期間中央値は48ヵ月（9～77ヵ月）であり，最終観察時には全員の死亡が確認されている。そのうち，初発腫瘍5例の全生存期間は3年，5年でそれぞれ20％，0％であり，再発腫瘍6例では5年全生存期間は80％であった。なお，切除不能症例の局所制御については記載がなかった。合併症は全38例で膀胱炎1例，イレウス（保存治療）1例であった。

　切除不能後腹膜軟部肉腫21例を対象に3D conformal RTを術前に行った報告[2]では照射後に3例が全切除可能となった。3年，5年全生存率はそれぞれ67％，33％，また3年，5年局所制御率はそれぞれ90％，60％であった。合併症は5名に発生し，イレウス2例，肝膿瘍，下肢浮腫，皮膚壊死がそれぞれ1例発生した。

　いずれの文献も切除不能症例に対する放射線照射の成績についての報告ではあるが，非照射症例との直接比較がないため，照射の有用性についてのエビデンスの有無を判定することはできなかった。益と害のバランスについても明確な判断はできない。また，患者の価値観や好み，負担の確実さの観点では放射線の有害事象を忌避する患者は少なくない。一方で，切除が不可能な腫瘍では局所をターゲットとした治療手段が他にないことから放射線を希望する患者も少なくないと考えられ，放射線治療の志向において確実性はない。さらに，照射によりコストに見合った利益があるか否かも不明である。以上より，本CQに対して，ガイドライン委員会では91％の合意をもって「現時点では明確な推奨を提示できない」と判定した。

参考文献

1) White JS, Biberdorf D, DiFrancesco LM, et al：Use of tissue expanders and pre-operative external beam radiotherapy in the treatment of retroperitoneal sarcoma. Ann Surg Oncol 14：583-590, 2007
2) Greiner RH, Munkel G, Blattmann H, et al：Conformal radiotherapy for unresectable retroperitoneal soft tissue sarcoma. Int J Radiat Oncol Biol Phys 22：333-341, 1992

資料

MEDLINE

L1	S RETROPERITONEAL NEOPLASMS + NT/CT	9,080
L2	S SARCOMA + NT/CT	134,437
L3	S L1 AND L2	2,255
L4	S RETROPERITON?（4A）?SARCOM?	1,997
L5	S（L1 OR RETROPERITONE?/TI）AND（L2 OR ?SARCOM?/TI）	2,633
L6	S L3 OR L4 OR L5	2,986
L7	S L6/HUMAN AND（ENGLISH OR JAPANESE）/LA AND 2005-2019/PY AND 20050101-20190822/UP NOT EPUB?/FS	1,009
L8	S（*RETROPERITONEAL NEOPLASMS + NT/CT OR RETROPERITONE?/TI）AND L7	824
L9	S（*SARCOMA + NT/CT OR ?SARCOM?/TI）AND L8	785

The Cochrane Library

＃1	MeSH descriptor：[Retroperitoneal Neoplasms] explode all trees	32
＃2	MeSH descriptor：[Sarcoma] explode all trees	894
＃3	＃1 and ＃2	10
＃4	retroperiton* near/4 *sarcom*：ti,kw,ab	42
＃5	（＃1 or retroperitone*：ti）and（＃2 or *sarcom*：ti）	31
＃6	＃3 or ＃4 or ＃5	48
＃7	＃6 with Cochrane Library publication date Between Jan 2005 and Aug 2019, in Cochrane Reviews, Cochrane Protocols, Clinical Answers, Editorials, Special collections	0
＃8	＃6 with Publication Year from 2005 to 2019, in Trials	34
＃9	＃7 or ＃8	34

医中誌

＃1	後腹膜腫瘍／TH or 後腹膜／AL or retroperitone／al	29,166
＃2	肉腫／TH or 肉腫／al or sarcom／al	97,753
＃3	＃1 and ＃2	3,853
＃4	（（＃3 and CK＝ヒト）or（＃3 not（CK＝イヌ，ネコ，ウシ，ウマ，ブタ，ヒツジ，サル，ウサギ，ニワトリ，鶏胚，モルモット，ハムスター，マウス，ラット，カエル，動物）））and DT＝2005：2019 and PDAT＝2005/1/1：2019/8/22	1,919
＃5	（＃4）and（PT＝会議録除く）	635

資料 2　構造化抄録フォーマット

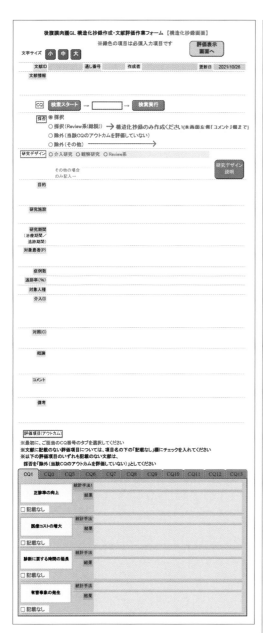

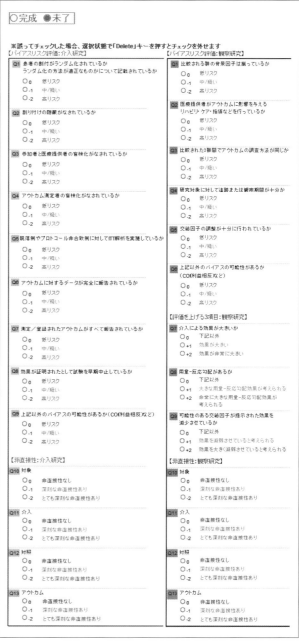

【評価シート　介入研究】

診療ガイドライン	後腹膜肉腫診療ガイドライン
対象	
介入	
対照	

*各項目の評価は "高（−2）"，"中／疑い（−1）"，"低（0）" の3段階
　まとめは "高（−2）"，"中（−1）"，"低（0）" の3段階でエビデンス総体に反映させる

各アウトカムごとに別紙にまとめる

*ご担当 CQ の採用アウトカムごとに，介入研究／観察研究のシートを複製して記入してください。

*アウトカム／研究デザインで絞り込むと該当文献数が0件となる場合，当該研究デザインのシートは作成不要です。

アウトカム	

個別研究		バイアスリスク*									その他		非直接性*				リスク人数（アウトカム率）							効果指標（種類）	効果指標（値）	信頼区間	文献情報
		選択バイアス		実行バイアス	検出バイアス	症例減少バイアス			その他			非直接性*					リスク人数（アウトカム率）										
研究コード	研究デザイン	ランダム化	コンシールメント	盲検化	盲検化	ITT	アウトカム不完全報告	選択的アウトカム報告	早期試験中止	その他のバイアス	まとめ	対象	介入	対照	アウトカム	まとめ	対照群分母	対照群分子	（%）	介入群分母	介入群分子	（%）	効果指標（種類）	効果指標（値）	信頼区間	文献情報

コメント（該当するセルに記入）

資料4 エビデンス総体シート

【評価シート　エビデンス総体】

診療ガイドライン	後腹膜肉腫診療ガイドライン
CQ	
対象	
介入	
対照	

エビデンスの強さは RCT は "強（A）" からスタート，観察研究は弱（C）からスタート

*各ドメインは "高（−2）"，"中／疑い（−1）"，"低（0）" の3段階

**エビデンスの強さは "強（A）"，中（B）"，"弱（C）"，"非常に弱（D）" の4段階

***重要性はアウトカムの重要性（1〜9）

エビデンス総体

アウトカム	研究デザイン	研究数	バイアスリスク*	非一貫性*	不精確*	非直接性*	その他（出版バイアスなど）*	上昇要因（観察研究）*	対照群分母	対照群分子	（%）	介入群分母	介入群分子	（%）	効果指標（種類）	効果指標統合値	信頼区間	エビデンスの強さ*	重要性***	コメント

リスク人数（アウトカム率）

コメント（該当するセルに記入）

アウトカム	研究デザイン	研究数	バイアスリスク*	非一貫性*	不精確*	非直接性*	その他（出版バイアスなど）*	上昇要因（観察研究）*	対照群分母	対照群分子	（%）	介入群分母	介入群分子	（%）	効果指標（種類）	効果指標統合値	信頼区間	エビデンスの強さ**	重要性***

資料5　定性的システマティックレビューシート

【定性的システマティックレビュー】

CQ		
P		
I		
C		
臨床的文脈		

O1	
非直接性のまとめ	
バイアスリスクの まとめ	
非一貫性その他の まとめ	
コメント	

O2	

O3	

資料6 後腹膜肉腫画像・病理アトラス

A：高分化型脂肪肉腫 Well-differentiated liposarcoma

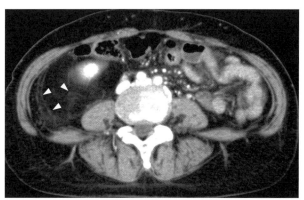

A．造影CT

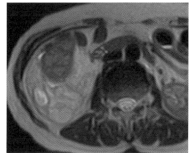

B．MRI：T2強調横断像

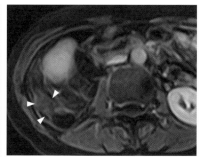

C．MRI：Gd造影脂肪抑制T1強調横断像

高分化型脂肪肉腫（60代女性）

　造影CT（A）にて右後腹膜に脂肪濃度を主体とする腫瘤がみられ，腎を腹側に圧排している。腫瘤内に不規則な肥厚を示す隔壁や小結節（矢頭）がみられる。MRI（B，C）でも脂肪と同等の信号を示し，脂肪抑制造影T1強調像（C）にて，結節状の造影増強効果（矢頭）が明瞭化している。

　CTおよびMRIで脂肪濃度，脂肪信号がみられ，不整な隔壁や結節を伴う場合，脂肪肉腫に特徴的な所見として診断可能である。

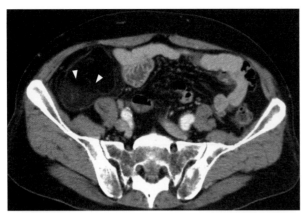

A. 造影 CT

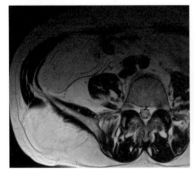

B. MRI：T2 強調横断像

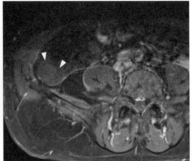

C. MRI：Gd 造影脂肪抑制 T1 強調
横断像

高分化型脂肪肉腫（70 代男性）

　右後腹膜に境界明瞭な腫瘤がみられる。脂肪を主体としており（A，B，C），軽度
の造影増強効果を示す軟部組織成分（矢頭）がみられる。

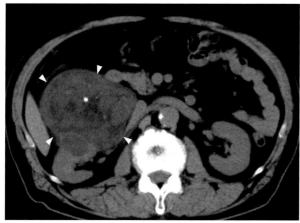

A. 非造影 CT

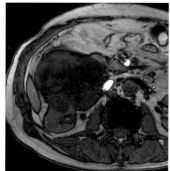

B. MRI：T1 強調横断像　　C. MRI：T2 強調横断像

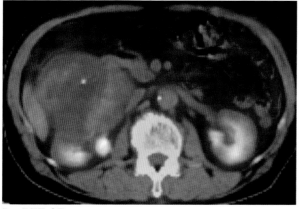

D. PET-CT

高分化型脂肪肉腫（70 代男性）

　右前傍腎腔に脂肪濃度（A）および脂肪信号（B，C）の不整形腫瘤がみられ，隔壁を伴っている。右腎の腹側には軟部組織濃度の腫瘤を認め（矢頭）腎実質に浸潤しており，脂肪とは異なる吸収値，信号を示している。内部に石灰化がみられる。PET-CT では FDG 集積はわずかである。病理組織にて高分化型脂肪肉腫と診断され，軟部濃度の部分は線維化および粘液成分であった。

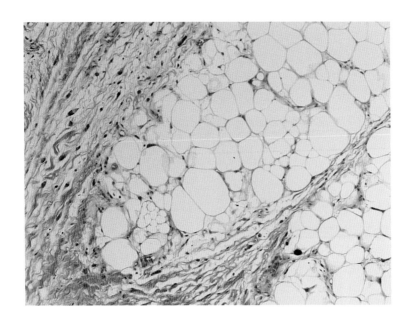

高分化型脂肪肉腫の病理所見

　成熟型脂肪細胞様腫瘍細胞からなる分葉状構造の周囲の線維性間質内に，濃染性の核をもつ異型紡錘形細胞が散見される。

B：脱分化型脂肪肉腫 Dedifferentiated liposarcoma

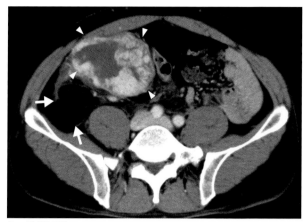

A. 造影 CT

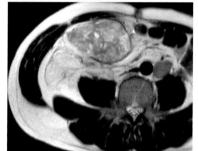

B. MRI：T2 強調横断像

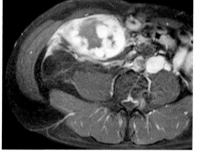

C. MRI：Gd 造影脂肪抑制 T1 強調横断像

脱分化型脂肪肉腫 （30 代男性）

　右後腹膜に高分化型脂肪肉腫の特徴を示す脂肪濃度腫瘤（矢印）がみられ，その腹側には辺縁が不整に造影される軟部腫瘤（矢頭）を認め，脱分化成分に相当する。中心部には造影不良域を認め，壊死が疑われる。小腸，横行結腸への浸潤所見が認められる。

　高分化型脂肪肉腫の画像所見に加えて軟部腫瘤形成が顕著に認められる場合，脱分化型脂肪肉腫を疑う。分化度により多彩な所見を示し，脂肪成分を認めないこともある。

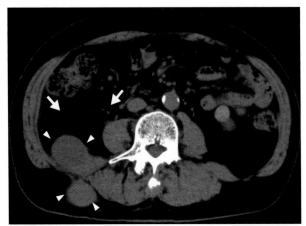

A. 非造影 CT

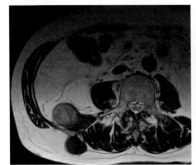

B. MRI：T2 強調横断像

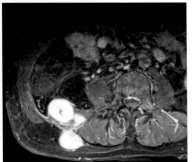

C. MRI：Gd 造影脂肪抑制 T1 強調
横断像

脱分化型脂肪肉腫 （70 代男性）

　右後腹膜に高分化型脂肪肉腫の特徴を示す脂肪濃度腫瘤（矢印）がみられる。背側に造影増強効果を示す軟部腫瘤（矢頭）を認め，脱分化成分に相当し，筋および皮下脂肪内に腫瘤を形成している。

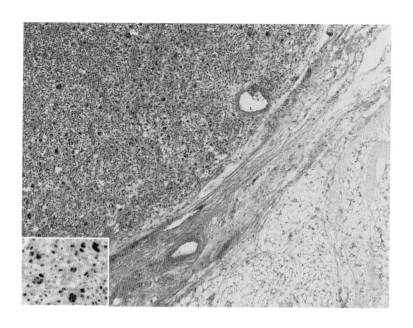

脱分化型脂肪肉腫の病理所見

脂肪腫類似の高分化領域（右下）と脂肪分化を欠く未分化多形肉腫類似の脱分化領域（左上）とが隣接する腫瘍。高分化型・脱分化型脂肪肉腫では第12番染色体q13-15領域の遺伝子増幅に起因する MDM2 遺伝子のコピー数の増加とタンパク過剰発現（挿入図：MDM2 の免疫染色）が認められ，診断上有用である。

C：平滑筋肉腫 Leiomyosarcoma

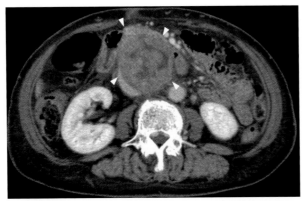

A. 造影 CT

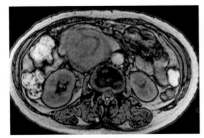

B. MRI：T1 強調横断像

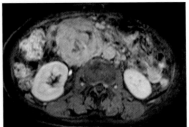

C. MRI：Gd 造影脂肪抑制 T1 強調
　　横断像

平滑筋肉腫　（70 代女性）

　右後腹膜に不均一な濃度を示す境界明瞭な腫瘤が認められ，造影 CT（A）にて造影増強効果を示している（矢頭）。下大静脈は腫瘤と連続しており，圧排，伸展されている。MRI では T1 強調像にて筋と同等の信号で(B)，造影増強効果がみられる(C)。

　平滑筋肉腫は，画像上，不均一な内部性状を示す。血管との連続性や血管内の腫瘤形成がみられる場合には，本疾患が強く疑われる。

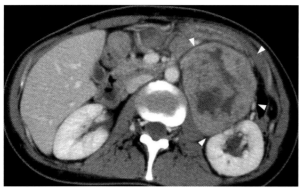

A. 造影 CT

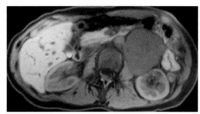

B. MRI：T1 強調横断像

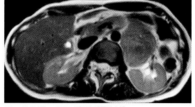

C. MRI：T2 強調横断像

平滑筋肉腫　（30 代女性）

　左後腹膜に不均一な濃度を示す境界明瞭な腫瘤が認められ，造影 CT（A）にて造影増強効果を示している（矢頭）。MRI では T1 強調像（B）にて筋と同等，T2 強調像（C）では筋よりやや高信号を示す。

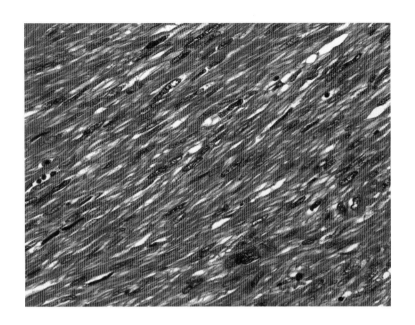

平滑筋肉腫の病理所見

　濃染性で両端鈍の核 blunt-ended nuclei と好酸性細胞質を有する異型紡錘形腫瘍細胞の束状の配列増殖がみられる。

D：孤立性線維性腫瘍 Solitary fibrous tumor

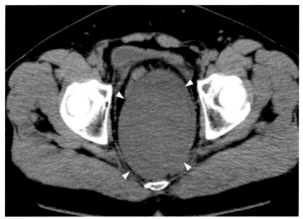

A. 非造影 CT

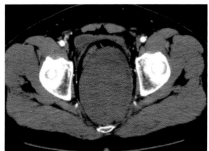

B. 造影 CT

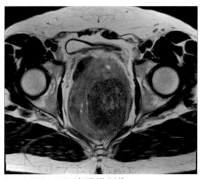

C. MRI：T1 強調横断像

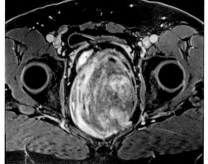

D. MRI：T2 強調横断像

E. MRI：Gd 造影脂肪抑制 T1 強調横断像

孤立性線維性腫瘍（30 代男性）

　CT（A，B）にて，仙骨前に境界明瞭な腫瘤がみられ直腸を腹側に圧排しており，腫瘤内に造影増強効果がみられる。MRI T1 強調像（C）では低信号，T2 強調像（D）では不均一な高信号を示し，不整な造影増強効果（E）を示している。

　孤立性線維性腫瘍は，画像上，多血性腫瘍として認められ，MRI では栄養血管が腫瘍内や周囲に flow void としてみられることがある。

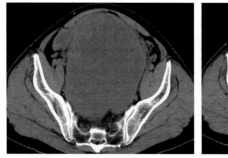
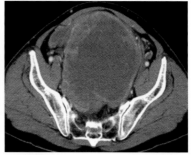

A. 非造影 CT　　　　　　　　　B. 造影 CT

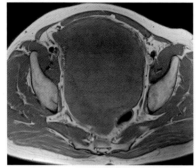
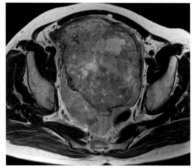

C. MRI：T1 強調横断像　　　　　D. MRI：T2 強調横断像

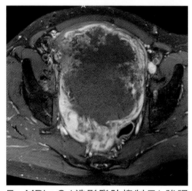

E. MRI：Gd 造影脂肪抑制 T1 強調
　　横断像

孤立性線維性腫瘍（50 代男性）

　CT（A，B）にて，仙骨前に境界明瞭な巨大腫瘤がみられ，内部に不均一な造影増強効果がみられる。MRI T1 強調像（C）では低信号，T2 強調像（D）では不均一な高信号を示し，辺縁部に造影増強効果（E）がみられる。

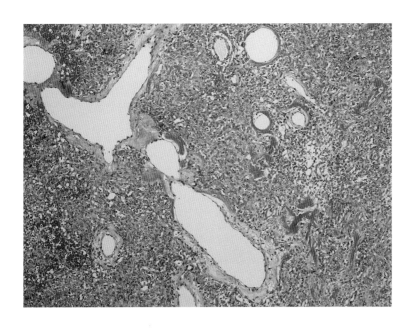

孤立性線維性腫瘍の病理所見

　分枝拡張性の血管周囲に，硝子化膠原線維を伴って腫瘍細胞が特定の配列パターンを示さずに増殖する。

E：悪性末梢神経鞘腫瘍 Malignant peripheral nerve sheath tumor

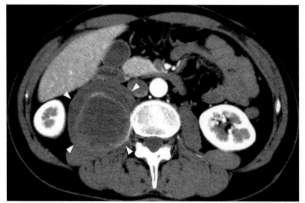

A．造影 CT

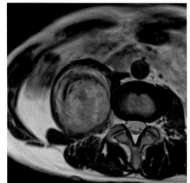

B．MRI：T2 強調横断像

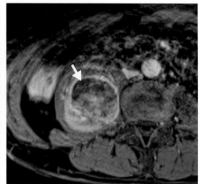

C．MRI：Gd 造影脂肪抑制 T1 強調横
断像

悪性末梢神経鞘腫瘍（40 代男性）

　右腸腰筋内に不均一な吸収値を示す腫瘤（矢頭）がみられる（A）。神経線維腫症
1 型に合併した腫瘍であり，層状構造を示す点から良性の神経原性腫瘍も鑑別にあげ
られるが，MRI（B，C）では内部の信号不均一が著明であり，壊死に相当する造影
不良部位も認められ（矢印），悪性が示唆される所見である。

　悪性末梢神経鞘腫瘍は神経線維腫や神経鞘腫との鑑別が困難であるが，サイズが大
きく辺縁不整，内部の出血や壊死がみられる場合は，本疾患の可能性が高い。

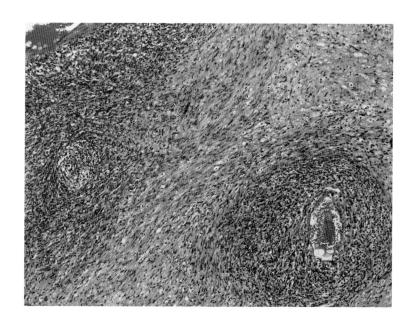

悪性末梢神経鞘腫瘍の病理所見

　異型紡錘形腫瘍細胞が血管を取り巻くように密に集積し，その周囲では細胞成分の
まばらな束状の配列増殖を示す。

F：未分化多形肉腫 Undifferentiated pleomprphic sarcoma

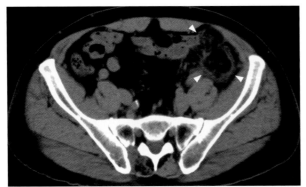

A．非造影 CT

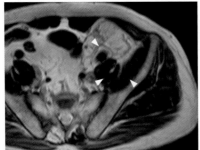

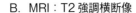

B．MRI：T2 強調横断像

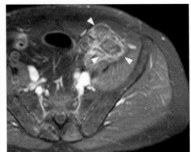

C．MRI：Gd 造影脂肪抑制 T1 強調
横断像

未分化多形肉腫（60 代男性）

　左後腹膜に脂肪を含む不整形腫瘤がみられ（A ～ C）（矢頭），隔壁を伴っている。隔壁および内部に不均一な造影増強効果を認める（C）。

　未分化多形肉腫は，多彩な画像所見を示す。石灰化が 5 ～ 20％にみられるとされる。

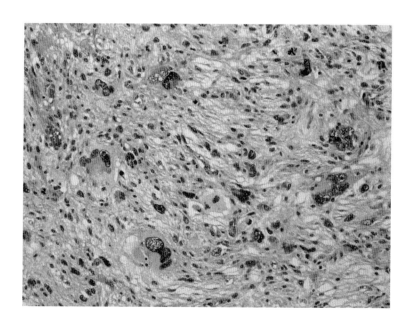

未分化多形肉腫の病理所見

大型の奇怪な核を有し多形性の顕著な腫瘍性巨細胞が紡錘形異型細胞と混在して増殖する。

放射線画像提供：岩田慎太郎（国立がん研究センター中央病院）

放射線画像所見：曽根　美雪（国立がん研究センター中央病院）

病理画像提供および所見：久岡　正典（産業医科大学）

後腹膜肉腫診療ガイドライン

定価（本体 **3,000** 円＋税）

2021 年 12 月 15 日　第 1 版発行

監　修　日本サルコーマ治療研究学会，日本癌治療学会

協　力　日本整形外科学会，日本泌尿器科学会，日本臨床腫瘍学会，
　　　　日本病理学会，日本医学放射線学会，日本婦人科腫瘍学会

発行者　鈴木　文治

発行所　医学図書出版株式会社
　　　　〒113-0033　東京都文京区本郷 2-29-8　大田ビル
　　　　電話　03（3811）8210（代）
　　　　FAX　03（3811）8236
　　　　http://www.igakutosho.co.jp

ISBN978-4-86517-449-6